1

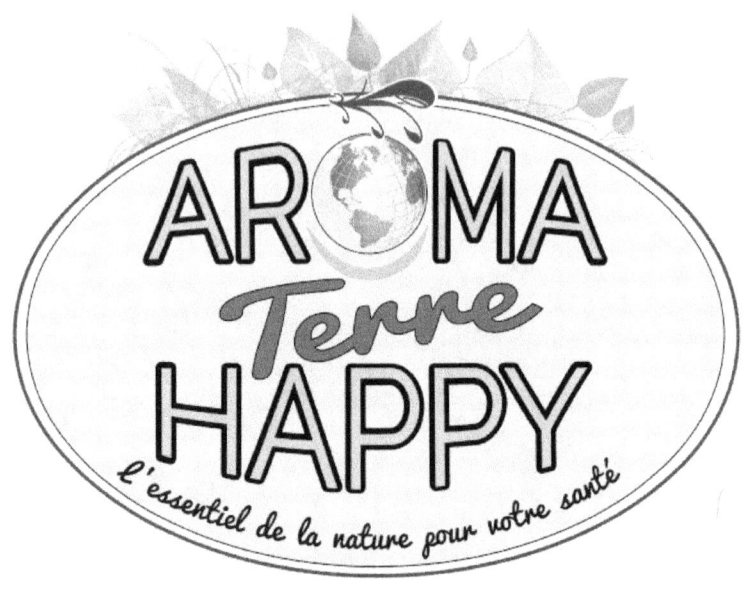

Tisanes
Savons végétaux
Huiles essentielles

Aromaterrehappyfr.wordpress.com

Sommaire

Précautions d'emploi

*« Tout ce qui est « naturel » n'est pas inoffensif. Certaines plantes sont tout bonnement **toxiques** et d'autres peuvent être **nocives** en **interaction** avec d'autres plantes, des médicaments ou des suppléments. »*

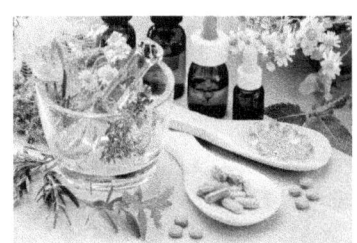

Certaines plantes contiennent des principes actifs qui peuvent être extrêmement puissants ou toxiques à faible dose. Le fait que l'on n'utilise que des plantes ne signifie pas que cela est sans **danger**.

La reconnaît l'action bénéfique de certaines plantes et s'attache donc à extraire le principe actif de ces plantes. La consommation « brute » de la plante induit la consommation d'autres produits contenus dans la plante que le principe actif, ne permettant ainsi pas de connaître la dose exacte de principe actif ingéré entraînant un risque de sous-dosage ou de surdosage. Pour certains médecins phytothérapeutes, les autres principes vont atténuer les effets secondaires en entrant en interaction. Un exemple : la distillation de la lavande permet de dénombrer plus de 200 molécules différentes, dont des cétones et coumarines, dont la toxicité est moindre que s'ils étaient utilisés seuls.

La composition d'une plante peut varier en pharmacologie d'un spécimen à l'autre, dépendant du terrain, des conditions de croissance, humidité, température, ensoleillement, qui vont déterminer ce que l'on appelle en aromathérapie le chémotype.

Ainsi, il n'est pas recommandé d'utiliser des plantes d'origine douteuse, puisque les facteurs de pollution, la cueillette et les méthodes de conservation, de stockage… peuvent altérer les propriétés des plantes. Il convient d'éviter les plantes sèches vendues sous sachet transparent, car la lumière altère en partie leurs propriétés. L'idéal est d'utiliser des plantes de culture biologique.

La phytothérapie par voie orale est généralement contre-indiquée chez les enfants de moins de 12 ans, voire 18 ans.

Conseils d'utilisations

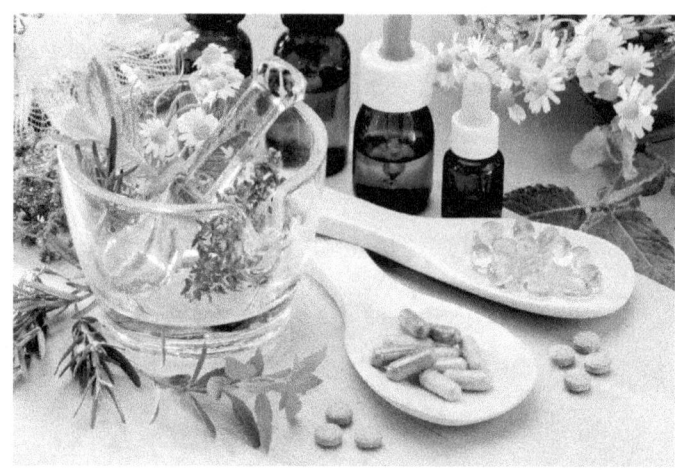

-**Alcoolat** : Liquide incolore qu'on obtient en faisant macérer des plantes fraîches dans de l'alcool.

-**Alcoolature** : Liquide coloré obtenu par macération de plantes fraîches dans l'alcool. L'alcoolature faite à partir de feuilles prend une couleur verte, celle qui provient des racines est brune. Les enzymes qu'elles contiennent étant toujours actifs, les alcoolatures se conservent mal et doivent être utilisées rapidement. On les préfère aux alcoolats lorsque les principes actifs de la plante ne supportent pas la chaleur de la distillation.

-**Cataplasme**: Préparation de la plante assez pâteuse pour être appliquée sur la peau dans un but thérapeutique. La plante peut être broyée hachée à chaud ou à froid ou mélangée à de la farine de lin pour obtenir la bonne consistance. Le classique cataplasme à la farine de lin se prépare avec de l'eau dans laquelle on délaye à froid de la farine de lin. On fait cuire doucement en remuant constamment pour obtenir la consistance voulue. Il doit servir de support aux substances qui seront déposées à la surface au moment de l'application. (Farine de moutarde, poudre de guimauve ...)

-**Compresse** : Application durable d'une gaze ou d'un linge sur la partie du corps à soigner. La gaze a préalablement été imbibée de la préparation qu'on veut employer.

-**Décoction**: Placer la plante dans l'eau froide portée à ébullition de 10 à 30 minutes.

-**Gargarisme** : Préparation liquide dont on se rince la bouche, la gorge, le pharynx, les amygdales et les muqueuses. Il sert à désinfecter ou à calmer. Le gargarisme ne doit jamais être avalé.

-**Hydrolat** : Liquide qu'on obtient en faisant macérer des plantes fraîches ou sèches dans de l'eau, puis en distillant la solution. L'eau de rosé, ainsi préparée par distillation, est un hydrolat.

-**Infusion** : Environ 1 cuillerées de plantes par tasse d'eau bouillante. Laisser infuser 10 minutes. Consommer de 1 à 3 tasses par jour.

-**Macération**: Mettre la plante à froid dans un liquide (vin, eau, alcool, huile). Le temps de macération dépend de la plante rarement plus de 10 heures en général.

-**Teinture alcoolique** : On la prépare en faisant dissoudre dans de l'alcool des substances médicamenteuses. On peut aussi faire macérer des plantes dans de l'alcool. Les teintures végétales sont dosées à raison d'une partie de substance végétale pour cinq parties d'alcool.

-**Tisane:** En *phytothérapie* traditionnelle, les plantes peuvent être utilisées fraîches ou, beaucoup plus fréquemment, sèches. C'est en général une partie bien précise de la plante qui est employée, la composition chimique d'une plante étant rarement uniforme. Ces parties de plantes, entières ou finement broyées dans un sachet-dose ou infusette, sont utilisées pour l'obtention d'une tisane que l'on peut préparer par infusion, par macération, ou par décoction.

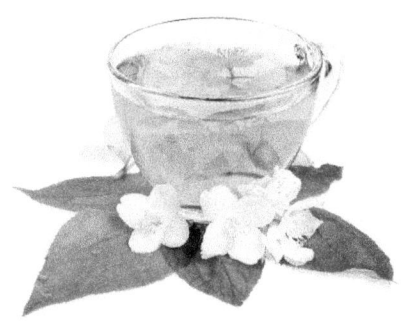

Introduction

Aroma Terre Happy est née en 2016. Elle vous propose des huiles de qualité répondant à des chartes très strictes. Bio, naturelles et s'inscrivant dans une démarche de développement durable, Aroma Terre Happy collabore avec des fournisseurs locaux, les meilleurs dans leur domaine.

A 28 ans j'ai suivi une formation d'herboriste à l'École Lyonnaise des Plantes Médicinales. Après trois années, j'ai découvert un monde complexe et pourtant si « banal » dans la mesure où ces plantes, nous les côtoyons tous les jours et nos vivons avec elles, dans nos jardins, nos campagnes. Je vous invite à voyager au gré des pages de ce site pour découvrir les plantes et leurs mystères, qu'elles soient en tisane, en huiles essentielles ou en savons. Vous trouverez des fiches descriptives, des conseils d'utilisation et bien sûr la boutique.

Naturellement vôtre
Sarah Laurent

Lexique

Abcès (chaud) : Amas de pus avec en général des signes inflammatoires.

Acouphènes : Sifflements d'oreille.

Adoucissant : A un effet apaisant qui combat l'inflammation.

Aérophagie : Déglutition exagérée de l'air atmosphérique.

Allergie : Réaction inflammatoire et du milieu humoral en réaction à un produit.

Aménorrhée : Absence des règles en dehors de la grossesse.

Amer : Stimule l'appétit et active la digestion.

Analeptique : Stimulant.

Analgésique : Diminue la douleur.

Anémie : Diminution du nombre de globules rouges dans le sang.

Anorexie : Perte de l'appétit.

Antalgique : Combat la douleur.

Anti-inflammatoire : Diminue l'inflammation.

Antipyrétique : Combat la fièvre.

Antiseptique : Désinfecte et tue les germes microbiens.

Antispasmodique : Contracte les muscles, diminue les spasmes musculaires.

Asthénie : Fatigue.

Astringent : Resserre les muqueuses et diminue les sécrétions.

Carminatif : Augmente et favorise l'expulsion des gaz intestinaux.

Cholagogue : Augmente l'évacuation de la bile.

Dépuratif : Purifie le sang, favorise l'élimination des déchets.

Dysménorrhée : Menstruation douloureuse.

Dyspepsie : Digestion difficile.

Emménagogue : Provoque et régularise la menstruation.

Émollient : A un effet adoucissant sur la peau et les muqueuses.

Expectorant : Favorise l'expulsion des sécrétions bronchiques.

Fébrifuge : Calme la fièvre.

Hémostatique : Stoppe l'hémorragie.

Hépatique : Facilite les fonctions du foie et de la vésicule biliaire.

Hypertenseur : Provoque l'élévation de la pression sanguine.

Hypoglycémiant : Diminue le taux de la glycémie dans le sang.

Hypotenseur : Fait baisser la pression sanguine.

Menorragie : Règles trop abondantes.

Metrorragies : Hémorragies utérines en dehors des règles.

Résolutif : Diminue l'engorgement et l'inflammation des tissus.

Révulsif : Décongestionne les organes internes, réchauffe la peau en usage externe.

Vulnéraire : Aide à la cicatrisation des plaies et des contusions.

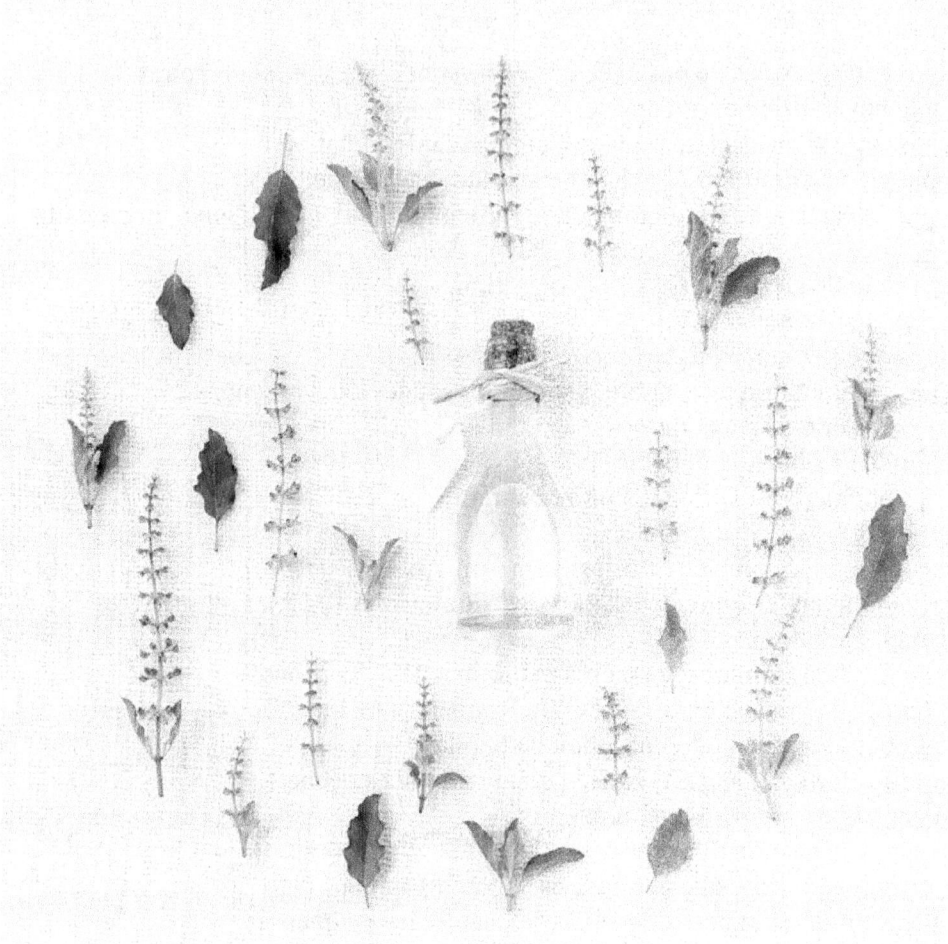

Le basilic

Index des Plantes Aromatiques et Médicinales

AUBÉPINE

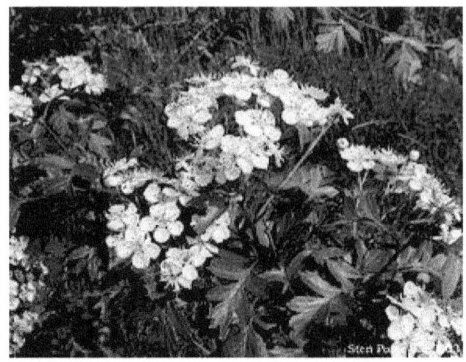

Nom latin : Arctium Lappa
Famille : Astéracées
Noms régionaux : Bouillon noir, Roudoudou, Coupon, Gratteau
Habitat : Europe sauf méditerranée jusqu'à 1800m
Parties utilisées : Racines essentiellement, feuilles

Propriétés :

Interne
-Dépuratif sang
-Diurétique
-Hypoglycémiant
-Cholérétique
-Diaphorétique
Externe
-Antiseptique

Indications :

Interne
-Maladie de la peau (acné, syphilis, eczéma, furoncle)
-Gouttes, rétention d'eau
-Rhumatisme
-Coliques Hépatiques
-Troubles cardiaques légers : palpitations, insuffisance et troubles du rythme
cardiaque, l'aubépine agit comme un fortifiant du cœur. Spasmes vasculaires. Angine
de poitrine.
-Troubles du système nerveux : anxiété et insomnie.
-Pour la ménopause : calme les bouffées de chaleur et les palpitations.

Externe
-Eczéma
-Plaies
-Dartres
-Chute de cheveux
-Laryngite
-Angine

Dosage :
- On utilise beaucoup de préparations comme des infusions. Pour cela il faut entre 10 et 20 g de fleurs séchées par litre d'eau que l'on laisse infuser dix minutes. Il est recommandé d'en boire de deux à trois tasses par jour. Un autre type d'infusion est possible avec les baies de l'aubépine cette fois.
- Elle s'utilise en gargarismes pour les maux de gorge. Il en faut 10 g pour un litre d'eau bouillante, qu'on laissera infuser dix minutes aussi.
- Il est également recommandé de réaliser une cure de vingt jours dans le mois, avec gélules, gouttes d'extrait, teintures ou comprimés. Les gouttes peuvent se prendre avant le repas, pour des problèmes comme l' hypertension, ou juste avant de se coucher pour lutter contre l'insomnie.

Précautions d'emploi de l'aubépine :
Il n'existe pas de précautions particulières. Il faut simplement respecter les doses prescrites. Cependant, lorsque l'aubépine est utilisée dans le cas de problèmes cardiaques, il est indispensable d'avoir consulté un médecin au préalable. Cette plante est également déconseillée en cas de grossesse.

Contre-indications :
L'aubépine est fortement déconseillée aux jeunes enfants.

Effets indésirables :
Peu d'effets indésirables sont connus, même en cas de long traitement. Parfois apparaissent des allergies cutanées plutôt légères et également quelques troubles digestifs lors d'utilisation à fortes doses. Mais ces effets se soignent très rapidement.

BARDANE

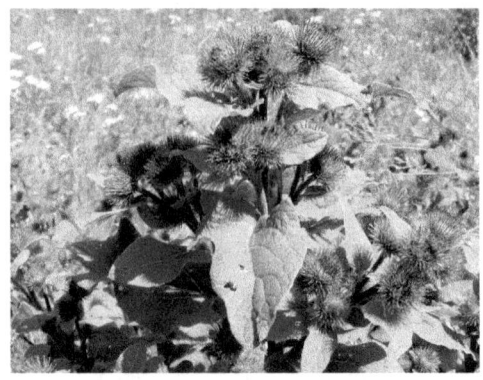

Nom latin : Arctium Lappa
Famille : Astéracées
Noms régionaux : Bouillon noir, Roudoudou, Coupon, Gratteau
Habitat : Europe sauf méditerranée jusqu'à 1800m
Parties utilisées : Racines essentiellement, feuilles

Propriétés :
Interne
-Dépuratif sang
-Détoxifiante
-Anti-inflammatoire
-Diurétique
-Hypoglycémiant
-Cholérétique
-Diaphorétique
Externe
-Antiseptique

Indications :
Interne
-Maladie de la peau (acné, syphilis, eczéma, furoncle)
-Gouttes, rétention d'eau
-Rhumatisme
-Coliques Hépatiques
Externe
-Eczéma

-Plaies
-Dartres
-Chute de cheveux

Dosage :

- Les feuilles et les racines de bardane peuvent se préparer en infusions ou en décoctions. Il est nécessaire de respecter un dosage précis, afin que les résultats soient bénéfiques : 3 à 6 g par tasse, dans un demi-litre d'eau, et ce, trois fois par jour. Ces préparations peuvent être bues ou appliquées sur la peau.
- Des extraits de bardane sont présents dans certaines crèmes et lotions, destinées à lutter contre les inflammations et les infections de la peau.
- La bardane existe aussi sous forme de gélules. Il est indispensable de toujours respecter les doses recommandées.
- Elle peut, également, s'utiliser en cataplasme. Les feuilles et les racines de la bardane seront écrasées, chauffées puis glissées dans un linge qui sera appliqué localement, pour traiter l' eczéma ou le psoriasis, par exemple.
- Les extraits fluides (de 2 à 6 g, trois fois par jour) sont à prendre pour lutter contre les problèmes de peau.
- Enfin, prendre de 1,6 à 2,4 g de teinture mère dans un verre d'eau, trois fois par jour également, se révélera particulièrement efficace sur l' acné et les infections de la peau.

Précautions d'emploi de la bardane :

Il n'y a pas de précautions particulières pour la bardane. Toutefois, les jeunes enfants, les femmes enceintes ou allaitantes ne doivent pas consommer de préparation à base de bardane.

Contre-indications :

La bardane est fortement déconseillée aux personnes qui souffrent de calculs urinaires, puisqu'en décoction ou en infusion, elle peut obstruer les voies urinaires, augmenter la pression et donc provoquer des douleurs importantes.

Effets indésirables :
Les seuls effets indésirables signalés sont de très rares cas de réactions allergiques, chez des personnes souffrant d'allergies aux plantes de la famille des Astéracées. Interactions avec des plantes médicinales ou des compléments Aucune interaction n'a été rapportée, ni avec les feuilles ni avec la racine de bardane. Interactions avec des médicaments Théoriquement, il pourrait exister des interactions avec les médicaments anticoagulants ou ceux utilisés pour soigner le diabète, dont les effets pourront être accentués.

HYSOPE

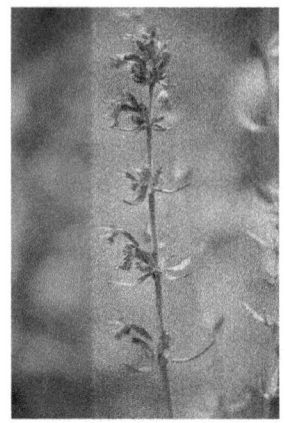

Nom latin : Hyssopus Officinalis
Famille : Lamiacées
Noms régionaux : inconnus
Habitat : France, Europe Centrale et Méridionale, Caucase…
Parties utilisées : Toute la plante

Propriétés :
-Expectorant
-Fluidifiant
Tonifiant
-Stimulant
-Diurétique
-Stomachique
-Sudorifique
-Antispasmodique
-Antipyrétique

Indications :
Interne
-Affections de l'appareil pulmonaire
-Asthme
-Rhumatismes
-Vers
-Dépression nerveuse
-Angoisse

Externe
-Maux de gorge
-Ecchymoses et contusions

Dosage :

L'hysope doit être consommée avec modération et il est recommandé de suivre l'avis d'un médecin ou d'un pharmacien.

- Pour calmer les affections pulmonaires, l'asthme, la bronchite chronique, la toux et les états grippaux en général : une infusion peut être préparée avec les sommités des fleurs fraîches ou avec des fleurs séchées. On recommande 1 cuillerée à café d'hysope, à verser dans une grande tasse d'eau bouillante, à laisser infuser durant dix minutes. Boire 2 ou 3 trois tasses par jour, pendant une semaine.

- Contre les ecchymoses, il est possible de préparer un cataplasme d'hysope : prendre une grosse poignée de feuilles fraîches d'hysope, les broyer légèrement et en enduire l' ecchymose. Recouvrir d'une ou plusieurs compresses pendant au moins une heure. Il est possible de faire tenir l'ensemble avec une bande.

- Pour calmer une douleur suite à un choc : 1 cuillère à soupe d'hysope, à laisser infuser dans une tasse d'eau bouillante, durant quinze minutes. Filtrer, laisser refroidir et enduire une compresse à appliquer durant vingt minutes. Renouveler toutes les deux heures le premier jour, puis deux à trois fois par jour, jusqu'à disparition de la douleur.

- Pour apaiser des dartres, l' eczéma, l'acné et, de manière générale, une peau irritée : faire infuser 2 cuillères à soupe d'hysope dans 200 ml d'eau bouillante. Filtrer et appliquer matin et soir sur les zones irritées.

Contre-indications :

L'hysope peut avoir une action convulsive et abortive, c'est pourquoi sa consommation est contre-indiquée pour les femmes enceintes ou celles qui allaitent, mais aussi pour les personnes nerveuses ou hyperactives. L'hysope est totalement interdite aux personnes qui souffrent d'épilepsie et à proscrire chez les enfants. L'huile essentielle est particulièrement neurotoxique et 2 g seulement de cette huile peuvent entraîner des crises d'épilepsie.

Effets indésirables :
L'hysope reste un neurotoxique qui ne doit pas être consommé de manière régulière ou à fortes doses. Elle peut entraîner des convulsions et des vomissements.Pas d'interaction signalée avec les plantes médicinales ou les compléments.

<u>Intéractions avec des médicaments</u> :
L'hysope ne doit pas être consommée avec des médicaments anticonvulsifs. Dans tous les cas, il est recommandé de consulter un médecin, lors d'un traitement médicamenteux, avant de consommer de l'hysope, car cette plante peut modifier l'effet thérapeutique des antidiabétiques et des immunodépresseurs.

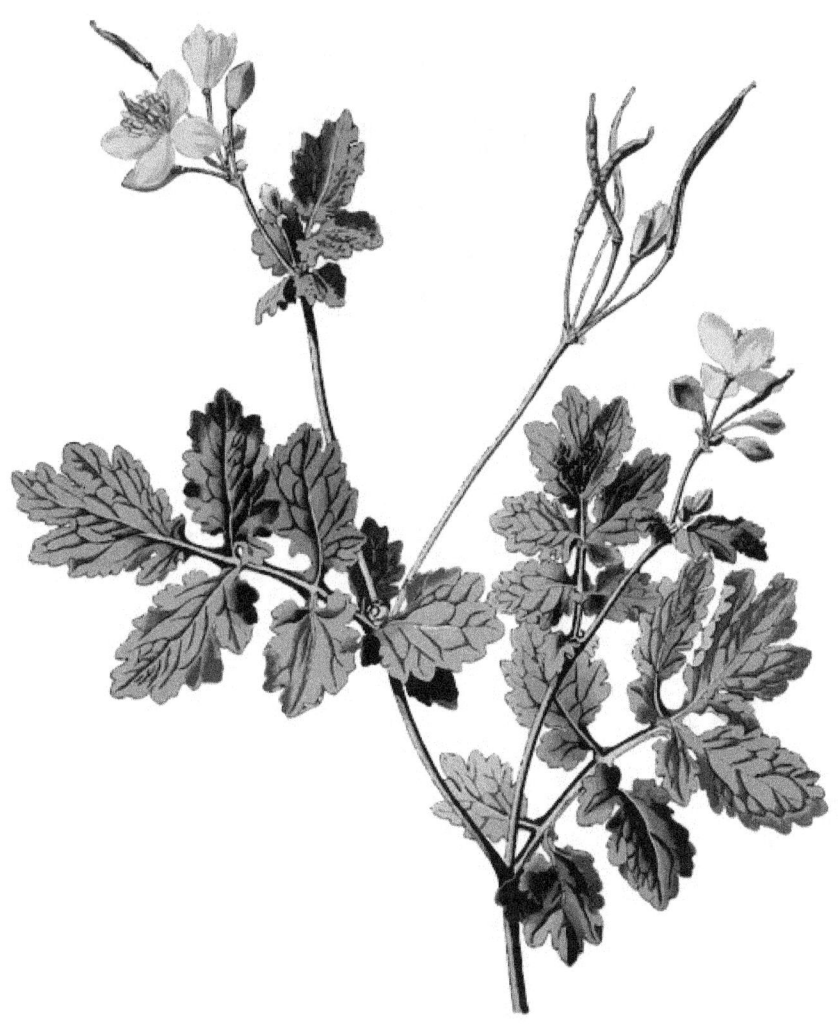

Celandine

Marjolaine

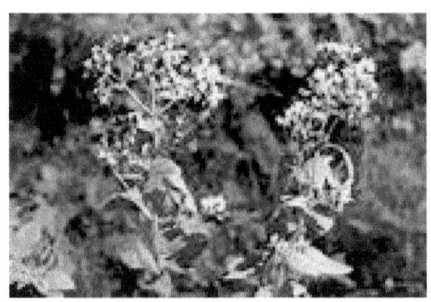

Nom latin : Origanum Marjorana
Famille : Lamiacées
Noms régionaux : Marjolaine à coquilles, Grand origan
Habitat : France, pays orientaux
Parties utilisées : Toute la plante et sommités fleuries

Propriétés :
-Antispasmodique
-Stomachique
-Tonique
-Calmant
-Diurétique
-Sudorifique
-Expectorant
-Équilibrant nerveux

Indications :
-Nervosité
-Insomnie digestive ou nerveuse
-Crampes d'estomac
-Convulsions
-Digestion lente
-Aérophagie
-Bronchite avec mucosité
-Asthme
-Rhumatisme
-Règles douloureuses

Dosage :

La quantité de feuilles séchées de marjolaine à prendre pour préparer une infusion ne doit pas dépasser 30 pincées pour 1 l d'eau chaude. Le patient en boira 2 tasses le matin au réveil ou à midi, après le repas.

La posologie à respecter pour la teinture mère est de 20 gouttes pour un grand verre d'eau, à raison de trois fois par jour.

Précautions d'emploi de la marjolaine :

Le respect des doses indiquées est indispensable pour éviter les risques d'intoxication.

Contre-indications :
La marjolaine est proscrite chez les enfants en bas âge, les femmes enceintes ou allaitantes, ainsi que les sujets allergiques à l'un de ses composants.

Pas d'interaction connue avec des médicaments, des plantes médicinales ou des compléments.

MÉLISSE

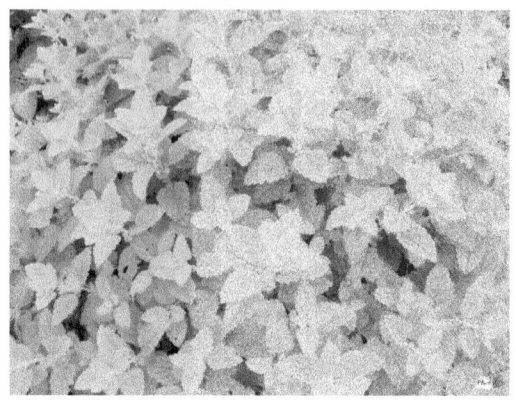

Nom latin : Mélissa Officinalis
Famille : Lamiacées
Noms régionaux : Citronnelle, Citrone, Herbe au citron
Habitat : Europe
Parties utilisées : Sommités fleuries, feuilles

Propriétés :
Interne
-Antispasmodique
-Sédative
-Stimulant
-Digestif
-Emménagogue
-Anti-inflammatoire
-Antibactérien
-Calmant

Indications :
-Gaz
-Coliques
-Nausées
-Vomissement
-Douleurs d'estomac

-Migraines et céphalées
-Palpitations d'origine nerveuse
-Douleurs nerveuses
-Dysménorrhées
-Bourdonnement d'oreilles
-Problèmes digestifs
-Troubles du sommeil
-Traitement des troubles nerveux : stress, anxiété, angoisse, crise de nerfs.
-Effets antispasmodiques : spasmes de l'estomac et du colon.
-Problèmes cardiaques : tachycardie.
-Troubles gastriques : excès d'acidité de l'estomac.
-Améliore la circulation sanguine : distension ou contraction des vaisseaux.

Dosage :

- Pour le traitement des troubles nerveux et digestifs, la mélisse peut se prendre sous plusieurs formes : 1,5 à 4,5 g (de 1 à 3 fois par jour) de parties aériennes séchées (feuilles, fleurs) de la plante ; 2 à 4 ml d'extrait liquide (3 fois par jour) ; 2 à 6 ml de teinture mère (3 fois par jour).
- Pour le traitement de l'agitation, de l'anxiété et de l'insomnie, passer doucement de l'huile essentielle de mélisse sur les tempes et les bras. On peut également diluer 10 gouttes de cette huile essentielle dans un savon à incorporer dans un bain chaud.
- Pour le traitement de l'herpès labial, utiliser une crème contenant 1% d'extrait aqueux lyophilisé de mélisse, de 2 à 4 fois par jour, ou faire des compresses à base d'infusion.
- Pour le traitement des blessures mineures et des névralgies, passer sur la zone douloureuse 5 gouttes d'huile essentielle mélangées à 1 cuillerée à thé d'huile d'olive. Appliquer de 2 à 4 fois par jour.

Précautions d'emploi de la mélisse :
Il est toujours préférable de demander l'avis d'un spécialiste avant d'entamer un traitement par la mélisse.

Contre-indications :
En raison de l'absence d'une documentation conséquente sur la question, la prise de mélisse est déconseillée aux enfants ainsi qu'aux femmes enceintes ou à celles qui allaitent.
Pas d'effets indésirables connus.

<u>Interactions avec des plantes médicinales ou des compléments</u> :
Aucune interaction avec des plantes n'a été rapportée à ce jour. Mais son action sédative pourrait être amplifiée par la prise simultanée d'autres plantes calmantes.

<u>Interactions avec des médicaments</u> :
Possible interaction avec des sédatifs et des calmants. Inhibiteur potentiel des médicaments traitant les troubles de la thyroïde.

<u>Avertissement</u> :
La prise de mélisse peut accentuer les effets de l'alcool sur l'organisme. Il est, de ce fait, déconseillé de consommer de l'alcool pendant un traitement avec des produits à base de mélisse.

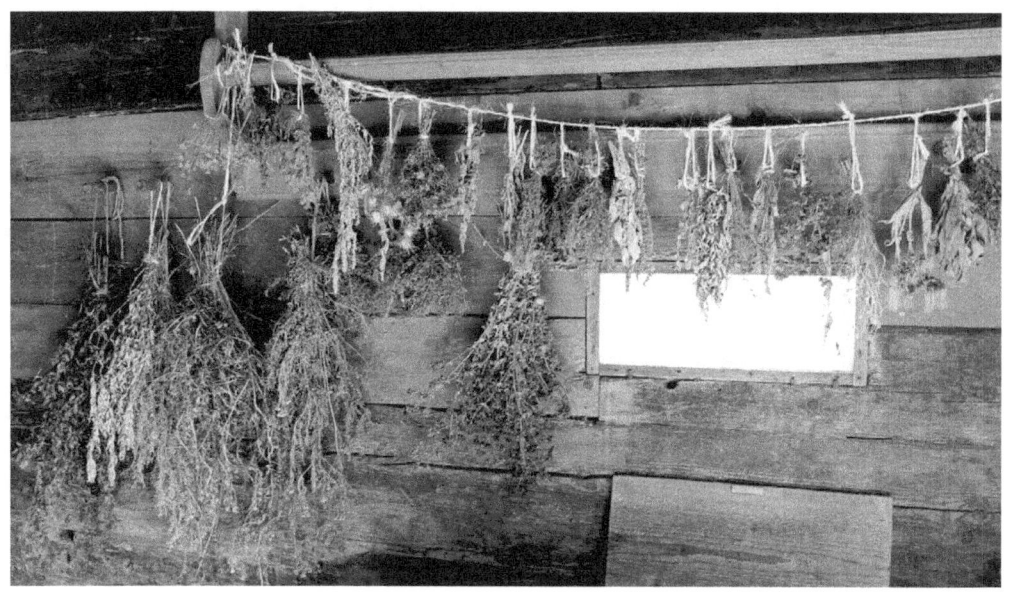

Menthe poivrée

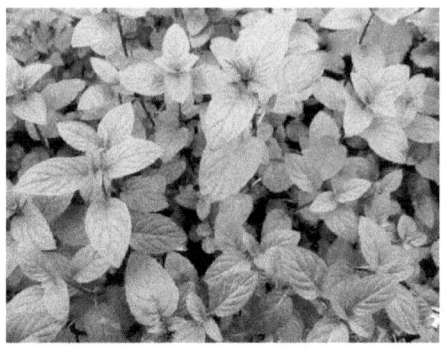

Nom latin : Mentha Piperita
Famille : Lamiacées
Noms régionaux : menthe anglaise
Habitat : Europe
Parties utilisées : La plante entière

Propriétés :
-Stomachique
-Stimulante
-Digestive
-Analgésique
-Diurétique
-Sudorifique
-Carminative
-Antispasmodique
-Antiseptique
-Cholagogue

Indications :
-Système énergétique du corps
-Stimule les énergies de l'estomac, du cœur, des nerfs
-Nausées
-Digestion
-Troubles digestifs
-Troubles urinaires
-Toux

-Rhume
-Douleurs articulaires
-Troubles respiratoires
-Allergies alimentaires
-Asthme
-Rhinite
-Maladies cutanées
-Affections de la peau : soulage les douleurs liées aux piqûres d'insectes et d'animaux et prévient la formation de crevasses.
-Prévention des inflammations cutanées de tous les types, même l'eczéma.
-Stimule la production de sucs digestifs et de la vésicule biliaire.

Dosage :

La menthe est souvent proposée sous forme de préparations industrielles ou artisanales. On peut citer les gélules, les lotions, les crèmes à base de menthol, la teinture ou les huiles essentielles. Pour ces dernières, on préconise généralement trois prises quotidiennes de 2 à 4 gouttes. Pour la teinture (à 45%), ce sont 2 à 5 ml à la même fréquence qu'il faut utiliser.

Pour les préparations maison :

- En infusion : une cuillère à soupe de feuilles pour 150 ml d'eau bouillante. Pour un litre d'eau, peser 15 g de feuilles. Laisser bouillir dix minutes et prendre 3 à 4 tasses par jour.
- En gargarisme : 50 g de feuilles séchées pour un litre d'eau et laisser bouillir durant dix minutes.

Précautions d'emploi de la menthe :

En usage interne, il ne faut pas administrer de menthe aux enfants de moins de 5 ans. Quant à l'huile essentielle, son utilisation doit faire suite à une prescription médicale. Il est important de ne pas la donner aux enfants de moins de 12 ans et aux femmes enceintes ou durant l'allaitement. Pour un usage externe, il faut vérifier que la peau ne présente pas de lésions ou d'inflammations. Éviter les applications trop proches des voies respiratoires, du fait des risques de spasmes.

Contre-indications :
La menthe est à proscrire chez les personnes souffrant de la vésicule biliaire, tout comme chez les patients ayant souffert de troubles hépatiques graves. Il en va de même pour les personnes sujettes à l' hypertension.

Effets indésirables :

En usage interne, la menthe, consommée à haute dose, peut provoquer des troubles intestinaux et des céphalées. Des risques d'hypertension ont également été signalés, ainsi que la mort par action sur le bulbe rachidien.

Pas d'interaction connue avec les plantes médicinales ou les compléments.

Interactions avec les médicaments :

Les dangers connus de la menthe résultent de la limitation des effets de certains médicaments pour le coeur (inhibiteurs calciques). Elle bloque également l'élimination de toute une gamme de médicaments. Le danger provient de la difficile compréhension de ce phénomène à l'heure actuelle.

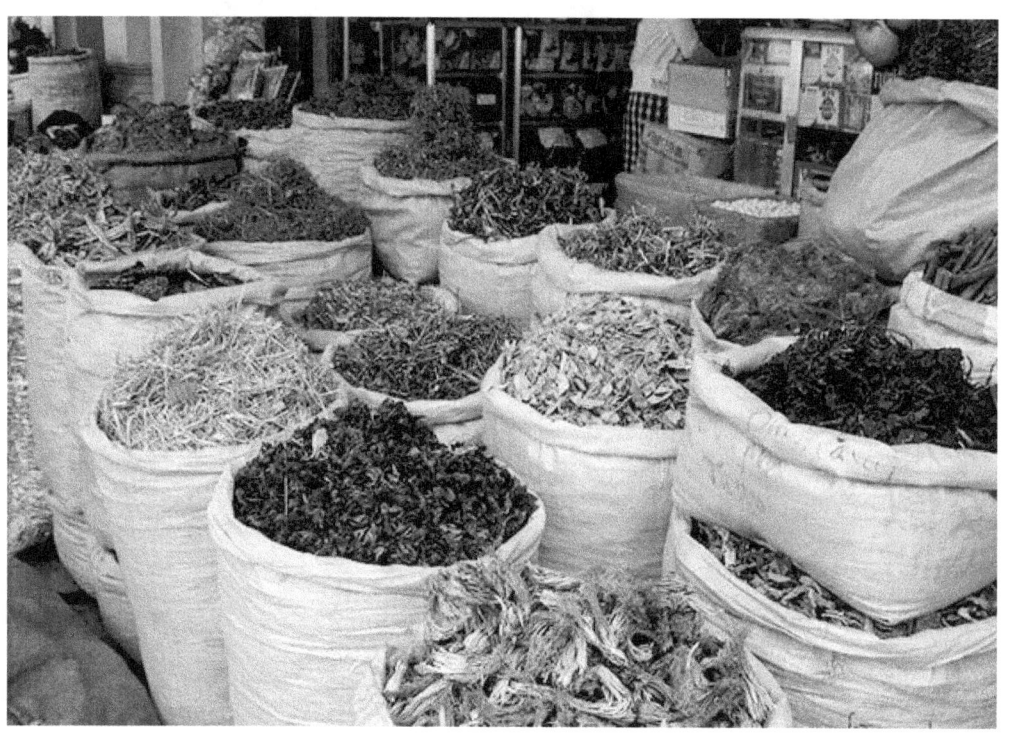

MILLEFEUILLES

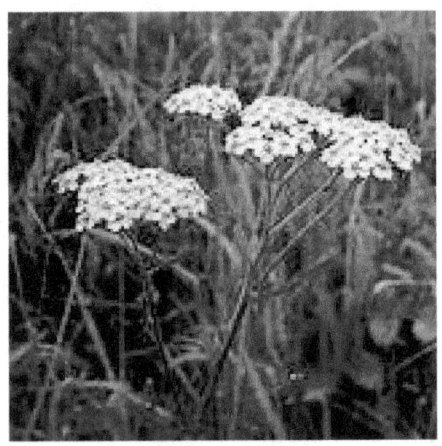

Nom latin : Achilea Millefolium
Famille : Composées
Noms régionaux : Sourcil de Vénus, Herbe à la coupure
Habitat : Europe et une parie de l'Asie
Parties utilisées : Sommités fleuries et feuilles

Propriétés :

Interne
-Stimulant
-Antispasmodique
-Antihémorroïdaire
-Décongestionnante
-Emmenagogue
-Peptique
Externe
-Anti-inflammatoire
-Cicatrisante et coagulante

Indications :

Interne
-Gastrite
-Acné
-Hémorroïdes
-Troubles digestifs

-Douleurs menstruelles
-Système circulatoire
Externe
-Hémorroïdes
-Contusion
-Plaies non saignantes
-Crevasses

Contre-indications :
L'utilisation de l'achillée millefeuille est contre-indiquée durant la grossesse et l'allaitement, mais aussi chez les enfants : certains de ses composants sont en effet neurotoxiques et abortifs. Par ailleurs, cette plante ne doit pas être absorbée par des personnes suivant un traitement par des fluidifiants sanguins.

Effets indésirables :
En utilisation externe, l'achillée millefeuille est susceptible de provoquer des réactions allergiques cutanées chez les personnes sensibles à un ou plusieurs composants des plantes de la famille des astéracées. Des cas rares de photosensibilité ont également été signalés.

MILLEPERTUIS

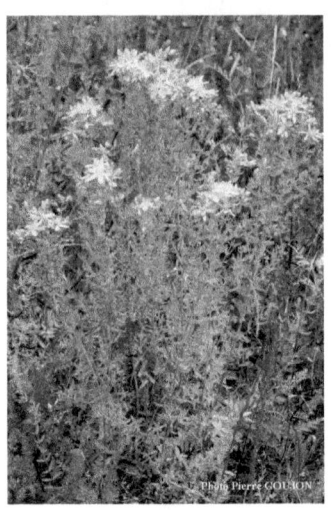

Nom latin : Hypericum Perforatum
Famille : Hypericacées
Noms régionaux : Herbe percée, herbe aux brûlures, chasse-diable
Habitat : Europe
Parties utilisées : Sommités fleuries

Propriétés :
Interne
-Astringeant
-Digestif
-Cholagogue
-Diurétique
-Antiseptique
-Analgésique
-Anti-inflammatoire
-Antispasmodique
-Sédative
-Fortifie les voies respiratoires
-Anxiolytique
-Antidépressive
-Antioxydante
-Antivirale

Externe
-Antiseptique
-Cicatrisant

Indications :
-Troubles digestifs
-Diarrhées
-Coliques
-Aménorrhée
-Insomnie
-Anxiété
-Brûlures
-Coups de soleil
-Plaies
-Entorses
-Symptômes féminins

Dosage :
Il est recommandé de prendre les préparations de millepertuis au cours des repas, afin d'éviter des problèmes gastriques. Pour le traitement d'une dépression, il faut compter entre deux et quatre semaines de traitement pour que les effets du millepertuis se fassent sentir. Il est important de demander l'avis d'un médecin avant d'entreprendre un traitement.
- Teinture mère : 3 à 6 ml. trois fois par jour pour les troubles du sommeil ou les syndromes prémenstruels. Pour la dépression légère, on peut prendre jusqu'à 50 gouttes de teinture mère de plante fraîche trois fois par jour.
- Huile de millepertuis : pour les massages et les cataplasmes pour cicatriser les plaies et soulager les brûlures, utiliser une part de plante sèche pour dix parts d'huile d'olive. Appliquer cette préparation sur les parties lésées de une à trois fois par jour. Masser avec cette huile pour soulager les crampes et les névralgies.
Pour les enfants de six à douze ans, le dosage doit être divisé par deux.

Précautions d'emploi du millepertuis :
Un traitement à base de millepertuis ne doit pas être arrêté subitement, il convient de réduire progressivement les doses.

Contre-indications :
Le millepertuis ne doit pas être utilisé chez les personnes souffrant de troubles bipolaires.

Cette plante est déconseillée aux femmes enceintes ou à celles qui allaitent ainsi qu'aux enfants de moins de 6 ans. Il est contre-indiqué de se mettre au soleil lors d'un traitement au millepertuis, car l'hypéricine a un effet photosensibilisant. Il est également contre-indiqué chez les personnes présentant un problème de fertilité, un déficit de l'attention avec hyperactivité, une dépression majeure ; chez les personnes atteintes de schizophrénie ou de lamaladie d'Alzheimer.

Effets indésirables :
Le millepertuis a peu d'effets indésirables lorsqu'il est consommé aux doses recommandées. Toutefois, il est possible qu'il y ait un effet photosensibilisant plus ou moins important, des troubles digestifs légers, une sensation de fatigue, des troubles du sommeil, certains cas d' allergie cutanée et de sécheresse buccale.

Interactions avec les plantes médicinales ou les compléments :
Il est déconseillé de consommer du millepertuis en même temps que du ginkgo, de la valériane, de l'aubépine, de la passiflore . Le millepertuis ne doit pas, sans avis médical, être consommé avec des compléments alimentaires tels que le 5-HT ou la SAM-e.

Interactions avec les médicaments :
Le millepertuis ne doit pas être utilisé en même temps qu'un contraceptif oral. Il est fortement déconseillé avec une prise concomitante de médicaments antivitamine K, de ciclosporine, lors de traitements contre le VIH, la digoxine, la théophylline, la carbamazépine, la phénytoïne, les antidépresseurs inhibiteurs de la recapture de la sérotonine, les antimigraineux appartenant à la famille des triptans.

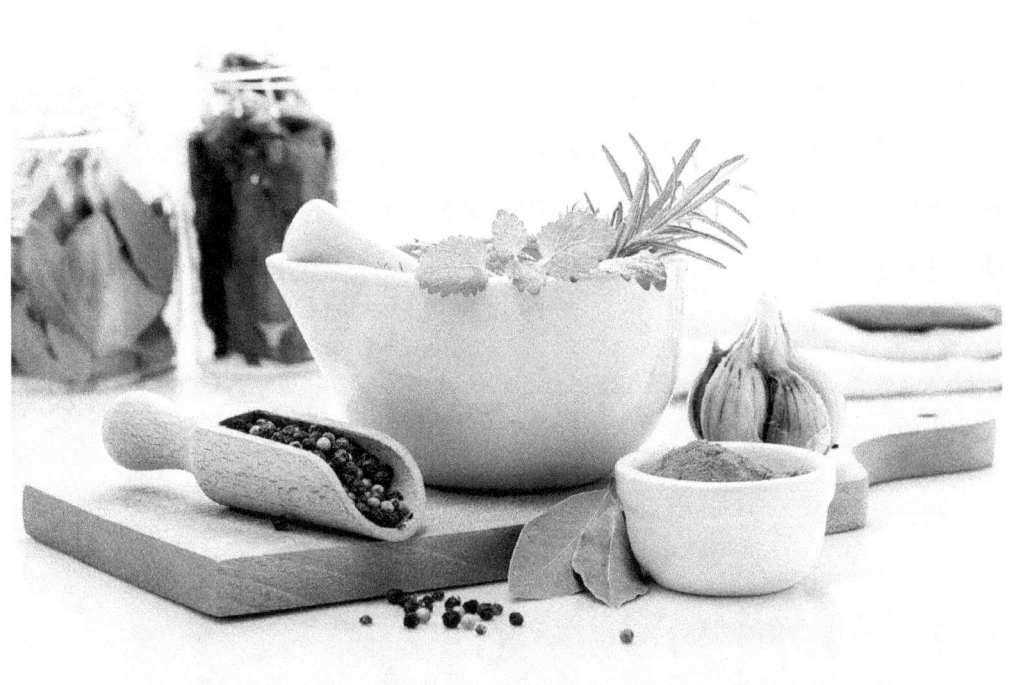

ORTIE PIQUANTE

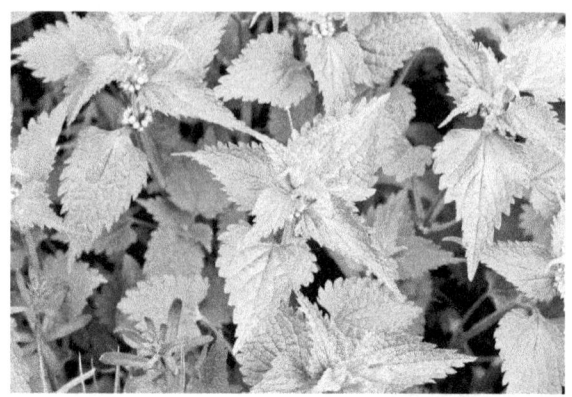

Nom latin : Urtica Dioica
Famille : Urticacées
Noms régionaux : Ortie commune, Echaudure
Habitat : Partout
Parties utilisées : Toute la plante

Propriétés :

Interne
-Astringent
-Hémostatique
-Digestif
-Diurétique
-Anti diarrhéique
-Antidiabétique
-Anti-rhumatismale
-Anti-inflammatoire
-Antalgique
-Anti-microbienne
-Hépatoprotectrice
-Anti-oxydante
-Hypoglycémiante
-Immunostimulante
-Dépurative
Externe
-Résolutif

-Révulsif
-Cicatrisant

Indications :
Interne
-Fatigue passagère ou chronique
-Convalescence (associée au Prêle)
-Purifie le sang
-Eczéma
-Règles abondantes
Externe
-Ulcères
-Angine

Dosage :
L'ortie peut être consommée de manière quotidienne, sur plusieurs mois.
En tisane de racines : faire bouillir, pendant dix minutes, 1,5 g de racines en poudre dans de l'eau froide. Laisser infuser dix minutes et filtrer.
En infusion de feuilles : faire bouillir 3 cuillères à soupe de feuilles séchées dans 500 ml d'eau. Boire plusieurs tasses par jour de cette préparation.
En décoction de racines, contre les troubles mictionnels : faire bouillir trois minutes 50 g de racines dans 1 litre d'eau. Laisser infuser vingt minutes. Boire à volonté.
Le fruit est utilisé en usage externe, pour atténuer les rhumatismes.

Contre-indications :
L'ortie est contre-indiquée aux femmes enceintes, à celles qui allaitent et aux enfants de moins de 12 ans. Elle est également déconseillée aux asthmatiques et aux personnes souffrant de troubles cardiaques ou rénaux.

Interactions avec les plantes médicinales et les compléments :
Il est déconseillé d'associer la prise d'ortie à une supplémentation en fer.

Pas d'interaction connue avec les médicaments.

Pissenlit

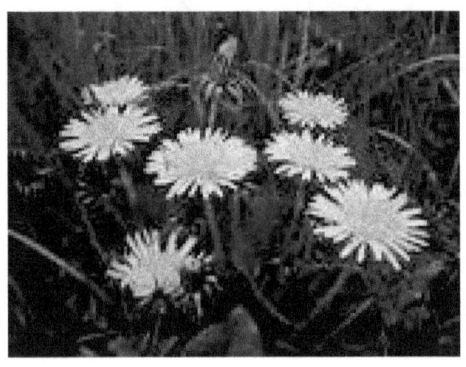

Nom latin : Taraxacum Dens Leonis
Famille : Composées
Noms régionaux : Dent de lion, liondent
Habitat : Europe, Asie, Afrique
Parties utilisées : Racines, feuilles et suc frais

Propriétés :
Interne
-Diurétique
-Dépuratif
-Cholagogue
-Stomachique
-Tonique
Externe
-Détersif

Indications :
Interne
-Insuffisance rénale
-Rétention d'urine
-Rétention d'eau
-Insuffisance hépatique
-Stimule et apaise le foie
-Jaunisse
-Maladies de peau
Externe

-Ulcères
-Inflammation des paupières

Utilisation et posologie du pissenlit :
-Les feuilles et les racines de pissenlits ont des bienfaits respectifs, mais des propriétés autres si les deux parties de la plante sont associées (ce qui aura pour effet de traiter non seulement les reins, mais aussi le foie). On recommande cependant de ne pas prendre au-delà de la dose quotidienne, qui est de 30 g pour les feuilles et 15 g pour les racines.

- En utilisant seulement les feuilles de pissenlit, il est possible de faire une infusion (4 à 10 grammes de feuilles dans 150 ml d'eau, jusqu'à trois fois par jour)
- Pour les racines, il est possible de les prendre en décoction, en extrait ou bien en teinture. L'extrait peut se prendre en comprimé ou bien en capsule : 750 à 1250 mg trois fois par jour. En décoction, la préparation est simple : faire bouillir de 3 à 5 g de racines dans une tasse ou un bol, pendant une dizaine de minutes, à renouveler trois fois par jour.

Précautions d'emploi du pissenlit :
Le pissenlit ne possède pas de précautions d'emploi particulières, sauf en cas de calculs biliaires, où il est préférable de rencontrer un médecin au préalable. D'autre part, il est conseillé de ne pas utiliser le pissenlit en cure continue tout au long de l'année, mais plutôt d'en effectuer une de quelques jours ou semaines lors des changements de saisons.

Contre-indications :
En cas de grossesse, d'allaitement, de maladie cardiaque ou rénale, ce genre de cure n'est pas à envisager. Par ailleurs, toutes les personnes allergiques aux plantes de la famille des astéracées (comme la marguerite) doivent consulter un médecin au préalable. Aucune autre toxicité particulière n'est attribuée au pissenlit.

Effets indésirables :
L'usage du pissenlit peut provoquer des allergies cutanées, à cause du latex de la tige, mais cela reste très peu répandu. De même, il peut provoquer des effets secondaires : brûlures d'estomac, nausées, mais ce sont des cas rares et isolés.

<u>Interaction avec les plantes médicinales et les compléments</u> :
Il peut être intéressant de combiner le pissenlit, qui a des vertus diurétiques avérées, avec d'autres plantes ayant les mêmes vertus.

<u>Interaction avec les médicaments</u> :
Comme pour les plantes médicinales, allier le pissenlit et des médicaments diurétiques peut optimiser les résultats.

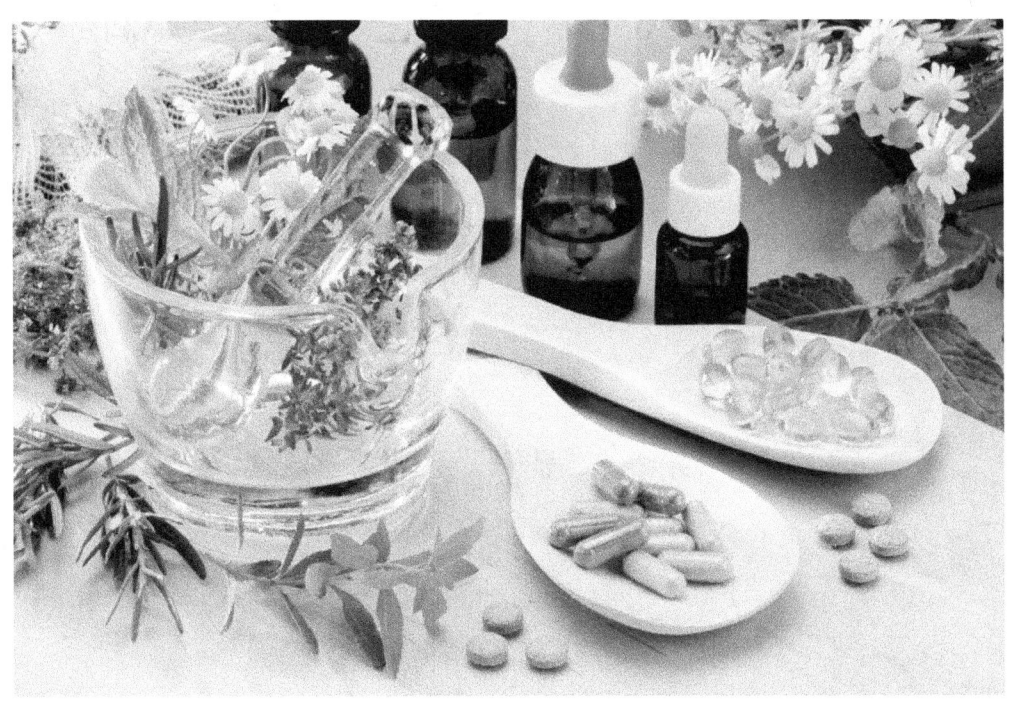

PRÊLE

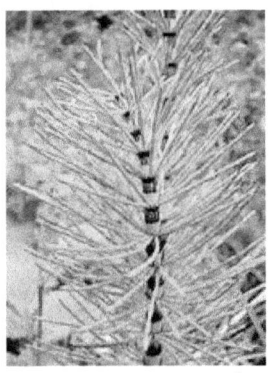

Nom latin : Equisetum Arvense
Famille : Equisetacées
Noms régionaux : Queue de rat, Petite Prêle
Habitat : Europe
Parties utilisées : Tiges stériles

Propriétés :
Interne
-Reminéralisant
-Diurétique
-Hémostatique
Externe
-Aseptisant

Indications :
Interne
-Maladie des reins et de la vessie
Externe
-Plaies
-Maladies de la peau
-Couperose
-Transpiration des pieds
-Aphtes

Dosage :

Les formes usuelles d'administration de la prêle sont présentées sous forme de poudre encapsulée, de jus concentré conditionné sous forme d'ampoule ou de teinture mère. On trouve également la plante séchée pour confectionner des infusions.Pour bénéficier d'un effet concluant, la prêle doit être utilisée en cures régulières.

Posologie journalière :

- Infusion : Infuser 2 g de plantes séchées pendant quinze minutes dans 15 cl d'eau bouillante.
- Décoction de 15 g de plantes séchées dans un litre d'eau bouillante. Infuser pendant quinze minutes, filtrer, faire refroidir et appliquer une compresse imbibée trois fois par jour.

Précautions d'emploi de la prêle :

En raison de son effet diurétique, il est déconseillé de la prendre en cas d'utilisation de médicaments ou de plantes aux effets similaires. La prêle pouvant dégrader la vitamine B1, il est conseillé d'y suppléer par un complément vitaminique en cas de cure prolongée.

Contre-indications :
La prêle est à éviter chez les enfants, les femmes enceintes ou celles qui allaitent, les personnes présentant un oedème dû à une maladie cardiaque ou rénale.

Effets indésirables :
Dans de rares cas, des troubles digestifs mineurs ou une apparition de boutonsà caractère allergique ont été observés.

Interaction avec les plantes médicinales et les compléments :
L'effet diurétique de la prêle est à prendre en compte en cas d'utilisation de plantes médicinales ou de compléments présentant les mêmes effets.

Interaction avec les médicaments :
L'effet diurétique de la plante pourrait se surajouter lors de la prise de médicaments ayant le même effet. Pour les mêmes raisons, la plante pourrait engendrer une perte de potassium et représenter un risque pour les personnes traitées par un médicament de la famille de la digitaline.

REINE DES PRES

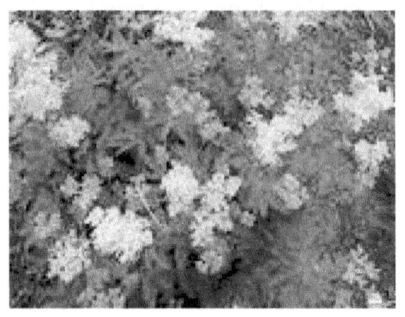

Nom latin : Spirea Ulmaria
Famille : Rosacées
Noms régionaux : Barbe de chèvre, Reinette
Habitat : Europe sauf littoral Méditerranéen
Parties utilisées : Feuilles, fleurs, racines

Propriétés :
-Anti-rhumatismale
-Diurétique
-Antispasmodique
-Fébrifuge
-Anti-douleur
-Cicatrisant

Indications :
-Rhumatismes
-Arthrite
-Douleurs articulaires
-Maux de tête
-Douleurs dentaires
-Etat grippal avec fièvre et courbatures
-Cellulite
-Crampes
-Grippe

Dosage :

Les formes usuelles d'administration de la reine-des-prés en phytothérapie sont la poudre totale sèche micronisée ou cryobroyée conditionnée en gélules - celle-ci est constituée de l'intégrité et l'intégralité de la sommité fleurie de la plante - et l'extrait sec sous forme de nébulisat, le plus souvent conditionné également en gélules. Elle peut aussi se présenter sous forme de tisanes, constituées de sommités fleuries séchées conditionnées en sachets. On la trouve également dans de nombreuses préparations, associée à d'autres plantes, selon le mal à traiter, sous forme de tisanes, de mélanges de poudres ou d'extraits secs en gélules. Elle est également disponible en ampoules ou encore sous forme de teinture mère.

La posologie moyenne journalière est la suivante :
- Infusion : boire une tasse trois fois par jour.
La durée du traitement est variable selon les individus et le trouble à traiter.
Il n'y a pas de précautions particulières aux doses préconisées.

Contre-indications :
La reine-des-prés contient de l'acide salicylique, précurseur de l'aspirine. Pour cette raison, elle est contre-indiquée aux personnes qui ne supportent pas l'aspirine. En l'absence de données suffisantes, il est déconseillé aux femmes enceintes ou qui allaitent de l'utiliser.

Effets indésirables :
Pas d'effets indésirables connus.

Interactions :
Pas d'interaction connue avec les plantes médicinales, les compléments. Attention toutefois, elle est déconseillée aux personnes allergiques à l'aspirine.

SARRIETTE

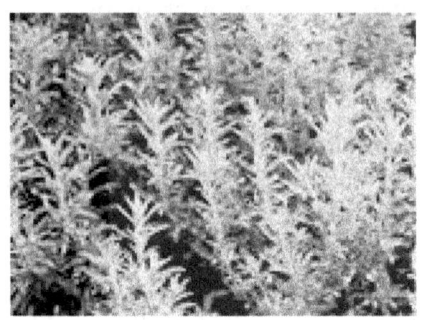

Nom latin : Satureia Hortensis
Famille : Lamiacées
Noms régionaux : Savourée, Sadrée
Habitat : Méditerranée
Parties utilisées : Feuilles et plantes fleuries

Propriétés :
-Stimulant
-Antiseptique
-Stomachique
-Carminatif
-Expectorant
-Vermifuge
-Légèrement astringente
-Antibactérienne

Indications :
-Faiblesse
-Troubles digestifs
-Flatulences
-Diarrhée
-Bronchite
-Vers
-Aphrodisiaque
-Fatigue

-Stress
-Troubles viraux
-Troubles respiratoires

Dosage :

- Infusions : 50 g sommités fleuries de sarriette séchées pour un litre d'eau. Mettre la sarriette dans un sachet de tissu ou une infusoire, déposer le sachet dans la théière, verser l'eau bouillante dessus, laisser infuser 10 minutes. Pour une personne, compter 1 cuillère à soupe/tasse. Cette infusion peut être utilisée en bains de bouche pour traiter les aphtes, les plaies, les maux de gorge. Prendre 3 tasses par jour.
- Pour les effets sur la libido, même dosage, dont une tasse au coucher, pendant dix jours.

Précautions d'emploi de la sarriette :
Pas de précautions particulières, sauf avec l'huile essentielle.

Contre-indications :
L'huile essentielle de sarriette, comme la plupart des huiles essentielles, ne doit pas être utilisée par les femmes enceintes et les enfants de moins de 6 ans.

La sarriette a des propriétés coagulantes du fait de sa teneur en vitamine K. A éviter chez les patients sous anticoagulants.

Pas d'effet indésirable connu.

Pas d'interaction connue avec les plantes médicinales et les compléments. Attention toutefois aux personnes sous traitements anti coagulant.

SAUGE OFFICINALE

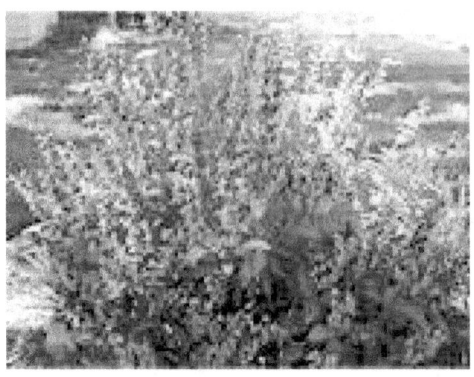

Nom latin : Salvia Officinalis
Famille : Labiées
Noms régionaux : Herbe sacrée, Thé de Grèce
Habitat : Partout et spontanée en Méditerranée
Parties utilisées : Feuilles et sommités fleuries

Propriétés :

Interne

-Tonique
-Emménagogue
-Antispasmodique
-Astringent
-Antiseptique intestinal
-Anti-inflammatoire
-Digestive
-Stimulant hormonale
-Anti-sudorifique

Externe

-Antiseptique
-Vulnéraire
-Résolutif
-Astringent

Indications :

Interne

-Fatigue

-Hypotension
-Dysménorrhées et aménorrhées
-Asthme
-Sueurs nocturnes
Externe
-Asthme
-Aphte
-Piqûres
-Contusions

Dosage :

- En cas de maux de gorge, une infusion de sauge peut être préparée et utilisée en gargarismes jusqu'à cinq fois par jour. Dans ce cas, 1 à 3 g de feuilles séchées sont à infuser dans une tasse d'eau bouillante durant dix minutes. En usage interne, le dosage recommandé est de trois tasses par jour.
- Pour faciliter la digestion, 2 ml de teinture sont à avaler avec un verre d'eau deux fois par jour.

Précautions d'emploi de la sauge :

L'Agence européenne du médicament recommande de ne pas utiliser la sauge plus de deux semaines en usage interne et une semaine en application locale.

Effets indésirables :

En respectant les doses, la sauge ne provoque que très rarement des effets indésirables, qui se traduisent dans ce cas par des nausées ou des vomissements. En revanche, au-delà de 15 g par jour, elle est susceptible de causer des palpitations, des bouffées de chaleur, des convulsions et des vertiges.

Pas d'interaction connue avec les plantes médicinales et les compléments.

Interaction avec les médicaments :

En raison de la quantité de vitamine K contenue dans la sauge et de son action anticoagulante, cette plante doit être utilisée avec précaution chez les personnes se trouvant sous traitement médicamenteux anticoagulant. La sauge est également susceptible d'interagir avec des médicaments contre l'anxiété (les benzodiazépines), les troubles psychiques (neuroleptiques) et l'épilepsie.

TILLEUL

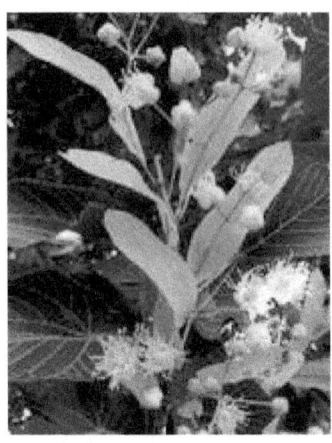

Nom latin : Tilia Cordata
Famille : Tilliacées
Noms régionaux : Thé d'Europe, Tillet, Tilleul à petites feuilles
Habitat : Europe, Asie
Parties utilisées : Feuilles et aubier

Propriétés :
-Diurétique
-Draineur hépato-biliaire
-Draineur urinaire
-Antispasmodique
-Hypotenseur
-Tranquillisant

Indications :
-Arthritisme
-Rhumatisme
-Goutte
-Hépatisme
-État migraineux
-Cellulite
-Hypertension
-Troubles nerveux
-Troubles digestifs

-Troubles ORL
-Stress
-Troubles du sommeil

Dosage :

- Pour une infusion : disposer une cuillère à soupe de fleurs de tilleul séchées par tasse. Ajouter de l'eau bouillante et laisser infuser une quinzaine de minutes. Le dosage préconisé est de 4 tasses par jour au maximum. Il est également possible de faire une infusion à partir des feuilles de tilleul séchées, en alternative au thé ou au café.
- En décoction : faire bouillir environ 50 g de fleurs séchées dans un litre d'eau puis filtrer. Il est recommandé de boire cette décoction à la fin de chaque repas.
- Les fleurs et les feuilles de tilleul peuvent être incorporées à une salade qu'elles ne manqueront pas de parfumer.

Précautions d'emploi du tilleul :

Aucune précaution particulière d'emploi du tilleul aux doses recommandées en phytothérapie. Un avis médical sera cependant demandé au médecin traitant, dans le cadre d'un traitement de longue durée ou de grossesse.

Aucune contre-indication au tilleul utilisé en phytothérapie.

Effets indésirables :

Dans le cas d'absorption en grande quantité, le tilleul peut entraîner des troubles digestifs sans gravité (diarrhée).

Pas d'interaction connue avec les plantes médicinales, les compléments et les médicaments.

VALÉRIANE

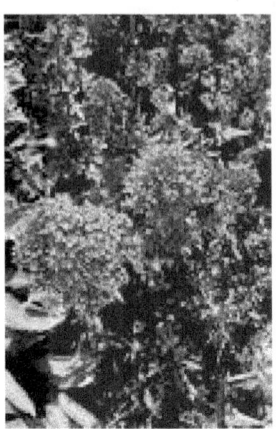

Nom latin : Valeriana Officinalis
Famille : Valerianacées
Noms régionaux : Herbe au chat, Herbe au loup
Habitat : Europe et Asie
Parties utilisées : Racines surtout et feuilles

Propriétés :
-Antispasmodique
-Irritabilité
-Fébrifuge
-Vermifuge
-Sédative
-Anti-douleur

Indications :
-Migraine
-Irritabilité
-Peur
-Insomnie
-Problèmes gastriques
-Hoquet
-Décontractant musculaire
-Stress
-Dépression

-Névralgie
-Bien-être féminin
-Spasme

Dosage :
- En décoction, prendre de 25 à 100 ml de valériane en guise de sédatif nocturne.

Précautions d'emploi de la valériane :
La valériane peut provoquer une certaine somnolence : on veillera donc à bien respecter les doses thérapeutiques, surtout en cours de journée. On veillera également à ne pas associer la valériane à un traitement contre l'insomnie à base de somnifères.

Pas de contre-indications particulières.

La valériane ne semble pas avoir d'effets secondaires à court terme.

Pas d'interaction connue avec les plantes médicinales, les compléments et les médicaments.

VERVEINE

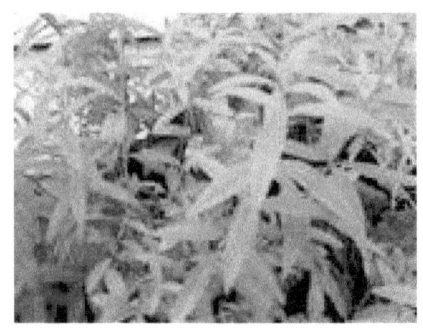

Nom latin : Lippia Citriodora
Famille : Verbénacées
Noms régionaux : Verveine citronnée, Thé arabe
Habitat : France, Amérique du sud et Afrique du Nord
Parties utilisées : Feuilles

Propriétés :
-Stomachique
-Antispasmodique
-Antinévralgique
-Anti-inflammatoire
-Antitussive

Indications :
-Migraine
-Problèmes gastriques
-Troubles digestifs
-Maux de ventre
-Anxiété
-Vertige
-Douleurs articulaires
-Affections de la peau
-Contusion
-Foulure
-Piqûre d'insecte
-Aphte

Contre-indications :

Utiliser la plante avec prudence chez les personnes présentant une insuffisance hépatique, suivant des traitements anticoagulants, ayant des problèmes de tension, souffrant d'anémie, de troubles gastro-intestinaux ou de troubles neurologiques.

La plante ne doit pas non plus être utilisée par les femmes enceintes ou qui allaitent.

Effets indésirables :

Les effets les plus fréquents de la verveine officinale se rapportent à ses propriétés allergènes et, dans cette hypothèse, il est recommandé de ne pas en ingérer. Elle interagit ainsi avec des enzymes du foie qui modifient le métabolisme des médicaments. En ce qui concerne la sphère gastro-intestinale, les iridoïdes présents dans la plante peuvent provoquer la contraction des muscles de l'intestin. Des dermatites ou allergies anaphylactiques sont aussi possibles au contact de la plante.

Il n'y a pas d'interaction connue avec les plantes médicinales et les compléments.

Interaction avec les médicaments :

Ainsi, la présence de vitamine K dans la verveine diminue l'efficacité des coagulants. La verveine officinale empêche l'action des œstrogènes dans le cadre d'une hormonothérapie et inhibe l'absorption du fer. Les propriétés anti-inflammatoires de la verveine amplifient l'effet de médicaments aux mêmes propriétés.

VIGNE ROUGE

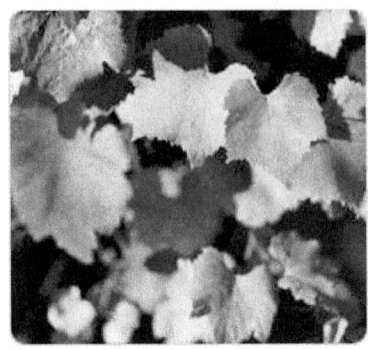

Nom latin : *Vitis vinifera,*
Famille : vitacées.
Noms régionaux : lambrusque, vigne sauvage
Habitat: Europe méridionale, Moyen-Orient, Asie, Afrique
Parties utilisées : feuilles, fruits, pépins et graines

Propriétés :
-Tonique
-Astringent
-Diurétique
-Anti-inflammatoire

Indications :
-Circulation veineuse
-Circulation sanguine
-Diarrhée
-Rétention d'urine
-Goutte
-Jaunisse
-Engelure
-Troubles digestifs
-Troubles hépatiques

Précautions d'emploi de la vigne rouge :

La vigne rouge contenant des tanins astringents (agissant notamment au niveau de l'utérus), est déconseillée, à fortes doses, aux femmes enceintes et aux jeunes enfants.

Pas de contre-indications connues.

Interaction avec les plantes médicinales et les compléments :

En association avec d'autres plantes (l'hamamélis, notamment), son action sur la circulation sanguine en général et sur les varices en particulier est renforcée (baume avec de l'aubépine, du cyprès et du chardon-Marie).

Interaction avec les médicaments :

Il est déconseillé de consommer des doses trop importantes de vigne rouge lors de la prise d'anticoagulants, car elle pourrait réduire leur efficacité.

coupe d'une fleur

fruits mûrs, verts,
pubescents-veloutés
s'ouvrant par une fente

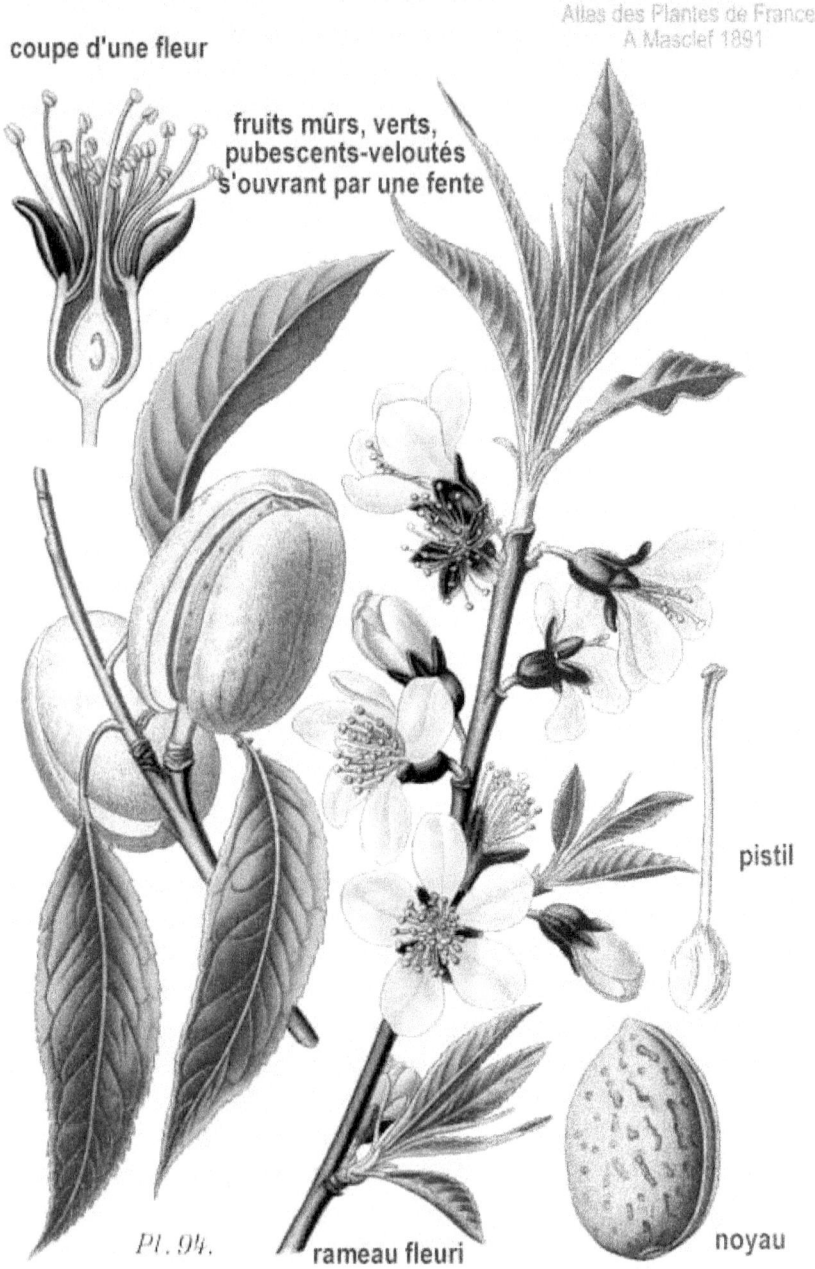

pistil

Pl.94.

rameau fleuri

noyau

Amandier commun. Amygdalus communis L.

« Amandier » Crédits:www.gerbeaud.com

Index des pathologies

Beauté et soin
Acné

L'acné touche principalement les adolescents, de façon plus ou moins sévère. En général elle cesse spontanément à la fin de l'adolescence. Cette maladie de peau se localise sur le visage (les bulbes pileux) et parfois les épaules et le dos. Elle peut persister chez l'adulte, plus souvent chez la femme. Le stress est considéré comme un facteur aggravant ainsi que le tabagisme. Cet excès de séborrhée est dû à l'état général (croissance) ou un déséquilibre hormonal (puberté).

Bardane :
Infusion
Faire bouillir 1 litre d'eau et ajouter 30 grammes de feuilles de bardane ou de pensée sauvage séchées.
Laissez infuser quelques minutes et filtrez.
Buvez 2 à 3 tasses de cette infusion chaque jour.
Prolongez cette cure pendant deux mois.

Millefeuilles :
Infusion
Faire infuser 10 grammes de plantes dans 1/2 litre d'eau bouillante, 10 minutes.
Boire 2 à 3 tasses par jour, de préférence entre les repas.

Coup de Soleil

Les coups de soleil sont malheureusement des habitués de l'été. Ces brûlures sont dues à une exposition trop intense aux ultraviolets du soleil. Elles déclenchent une réponse inflammatoire de la peau qui se manifeste par des rougeurs et des douleurs.

Millepertuis :
En externe
Huile de Millepertuis utilisée pour les brûlures, plaies, entorses, coup de soleil.

Préparation
Faire macérer 500g de sommités fleuries dans un litre d'huile d'olive en plein soleil pendant deux semaines, en agitant de temps en temps

Sauge :
Infusion
Faire infuser 10 grammes de plantes dans 1/2 litre d'eau bouillante, 10 minutes.
Boire une grande tasse.

▲ *Attention*
Une brûlure de soleil ne doit pas se prendre à la légère et nécessite une consultation médicale selon la surface touchée.

Brûlure

La brûlure est une destruction partielle ou totale pouvant concerner la peau, les parties molles des tissus, ou même les os. La gravité de la brûlure dépend de plusieurs paramètres : sa localisation, sa topographie (une brûlure circulaire sera toujours grave), sa profondeur (le degré de brûlure), l'étendue de la surface endommagée (en pourcentage de la surface corporelle totale) et l'agent causal en question.

Millepertuis :
<u>Externe</u>
Huile de Millepertuis utilisée pour les brûlures, plaies, entorses, coup de soleil

<u>Préparation</u>
Faire macérer 500g de sommités fleuries dans un litre d'huile d'olive en plein soleil pendant deux semaines, en agitant de temps en temps

▲*Attention à ne pas trop s'exposer au soleil en utilisant le millepertuis.*

Bien-être et sérénité
Anxiété

L'anxiété est un état psychologique et physiologique caractérisé par des comportements somatiques, émotionnels, cognitifs et comportementaux. En l'absence ou en présence de stress psychologique, l'anxiété peut créer des sentiments de peur, d'inquiétude et de crainte. L'anxiété est considérée comme une réaction « normale » dans une situation stressante. Lorsque l'anxiété devient excessive, elle peut être classifiée sous la dénomination de « trouble de l'anxiété».

Aubépine :
Infusion
Faire infuser 1 cuillère à soupe dans une grande tasse d'eau bouillante, 10 minutes. Boire 3 tasses.

▲ *L'usage est contre-indiqué pour les femmes enceintes (premier trimestre) et les enfants de moins de 12 ans. Les personnes suivant des traitements cardiaques ou plaquettaires doivent demander l'avis de leur médecin.*

Valériane :
Infusion
Faire bouillir dans une tasse 2 à 5 grammes. Prendre une demi-heure avant le coucher.

▲ *L'usage de la valériane est déconseillé à la femme enceinte, par précaution. Elle ne doit pas être consommée en même temps que l'alcool (risque de somnolence) ni d'autres traitements anxiolytiques ou hypnotiques. Il existe des interactions avec les anticoagulants, les suppléments de fer et les analgésiques opioïdes.*

Marjolaine :
Infusion
Faire infuser 5 à 10g de plante entière dans 1 litre d'eau. Prendre une tasse avant le coucher. Ajoutez-y une petite cuillère de miel.

Crise d'angoisse et peur

Une crise d'angoisse est un épisode transitoire de sensations de peur et d'inconfort plus ou moins intenses, d'installation typiquement brutale et durant quelques minutes à plusieurs heures. Les symptômes physiques peuvent comporter des sueurs, des palpitations, une impression d'étouffer, des douleurs à la poitrine, des nausées, des picotements. Ces symptômes sont associés à des sensations de perte de contrôle ou de danger imminent sans lien avec la réalité.

Aubépine :
Infusion
Faire infuser 5 grammes de plantes dans une tasse bouillante, 15 minutes. Filtrez et boire une tasse après chaque repas.

Mélisse :
Infusion
Faire infuser 30 grammes de plantes dans 1 litre d'eau bouillante.
Boire 3 tasses par jour.

Tilleul :
Infusion
Faire infuser 1 cuillère à café dans une tasse d'eau bouillante, 10 minutes.
Boire plusieurs fois par jour.

Valériane :
Infusion
Faire infuser une cuillère à soupe de plantes dans une tasse d'eau bouillante, 10 minutes.
Boire 1 tasse le soir, avant le coucher.

Grippe

La grippe est une infection causée par un virus qui s'attaque au système respiratoire et se répercute sur tout l'organisme. A ne pas confondre avec le rhume ou l'état grippal, elle dure 3 à 7 jours. Les épidémies débutent généralement dès novembre pour disparaître en février-mars.

Tilleul :
Infusion
Faire infuser 15 à 30 grammes de plantes dans un litre d'eau bouillante, 10 minutes.
Boire 2 à 4 tasses par jour.

Thym :
Infusion
Faire infuser 1 à 2 cuillère à café de thym dans un demi litre d'eau.
Ajoutez du miel ou un demi citron.
Boire 3 à 4 tasses par jour, pas plus.

Insomnie

L'insomnie définit le plus souvent des problèmes de sommeil chez un individu, c'est la diminution de la durée habituelle du sommeil et/ou l'atteinte de la qualité du sommeil avec répercussion sur la qualité de la veille du lendemain.

Aubépine :
Infusion
Faire infuser 5 g par litre d'eau, 10 minutes.
Boire 1 tasse après le repas du soir.

Marjolaine :
Infusion
Faire infuser 5 à 10 grammes dans 1 litre d'eau.
Prendre une tasse au coucher.
Ajoutez-y une petite cuillère de miel.

Mélisse :
Infusion
Faire infuser 20 à 30g par litre d'eau, 10 minutes.
Boire 4 à 5 tasses par jour.

Millepertuis :
Infusion
Faire infuser 2 à 4 g de plantes dans 1 tasse d'eau bouillante, 5 à 10 minutes.
Boire trois fois par jour.

Sauge officinale :
Infusion
Faire infuser 15 à 30g de feuilles pour 1 litre d'eau, 10 minutes.
Boire 2 à 3 tasses dans la journée.

Valériane :

Infusion
Faire infuser 2 à 3 grammes de plantes dans une tasse d'eau bouillante, 10 minutes.
Boire 30 minutes à 1 heure avant le coucher.

Verveine :

Infusion
Faire infuser 1 à 2 g de plantes dans une tasse d'eau, 10 minutes.
Boire après le repas.

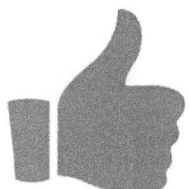

Synergie gagnante :

Infusion
Faire infuser 1 cuillère à café de valériane et 1 cuillère à café de mélisse dans une
grande tasse d'eau bouillante.
Boire avant le coucher.

Irritabilité

Un rien vous agace. Vous êtes de moins en moins aimable, patient. Votre entourage marche sur des œufs avec vous, craignant votre réaction. Agissez maintenant.

<u>Aubépine</u> :
<u>Infusion</u>
Faire infuser 15 grammes par litre d'eau, 10 minutes.
Boire 2 à 3 tasses par jour.

<u>Verveine</u> :
<u>Infusion</u>
Faire infuser 1 à 2 grammes de plantes dans une tasse d'eau, 10 minutes.
Boire 2 à 3 tasses par jour.

<u>Lavande</u> :
<u>Infusion</u>
Faire infuser 50 grammes de plantes dans 1 litre d'eau bouillante, 5 minutes.
Boire 3 à 4 tasses par jour, dont 1 au coucher.
Ne pas dépasser les doses.

Stress

Le stress est l'ensemble des réponses de l'organisme lorsque celui-ci est soumis à des pressions ou contraintes de son environnement.

Métro, boulot, courses, les enfants à s'occuper, la maison à gérer, les factures… Ce stress permanent peut devenir un vrai handicap moral et physique.

Aubépine :
Infusion
Faire infuser 5 grammes de plantes dans une tasse bouillante, 15 minutes. Filtrez et boire une tasse après chaque repas.

Mélisse :
Infusion
Faire infuser 30 grammes de plantes dans 1 litre d'eau bouillante.
Boire 3 tasses par jour.

Tilleul :
Infusion
Faire infuser 1 cuillère à café dans une tasse d'eau bouillante, 10 minutes.
Boire plusieurs fois par jour.

Valériane :
Infusion
Faire infuser une cuillère à soupe de plantes dans une tasse d'eau bouillante, 10 minutes.
Boire 1 tasse le soir, avant le coucher.

Bien-être féminin
Migraine

La migraine est une forme particulière de mal de tête (céphalée). Elle se manifeste par crises qui peuvent durer de quelques heures à quelques jours.

Verveine :
Infusion
Faire infuser 30 grammes de plantes dans 1 litre d'eau, 10 minutes.
Boire 3 à 4 tasses par jour sans sucre.

Mélisse :
Infusion
Faire infuser 20 à 30 grammes dans 1 litre d'eau, 10 minutes.
Boire 4 à 5 tasses par jour.

Tilleul (Aubier) :
Décoction
Faire infuser 1 cuillère à soupe pour une tasse d'eau froide.
Faire bouillir 4 minutes et laisser infuser 20 minutes.

Le + :
Boire un café amer en ajoutant quelques gouttes de citron.
Pas très agréable en goût mais efficace.

Règles abondantes

La ménométrorragie est un saignement de l'utérus qui n'est pas causé par une tumeur, une infection ou une grossesse. C'est l'association des saignements au moment des règles et en-dehors de celles-ci (c'est-à-dire l'association de la ménorragie et la metrorragie). Elle se produit habituellement chez les femmes qui entament leur période reproductive ou qui l'achèvent, donc moins de vingt ans ou plus de 45. Ce diagnostic est posé quand toute autre cause n'est pas pertinente.

Ortie :
Infusion
Faire infuser 60 à 120 grammes dans une grande tasse d'eau bouillante, 10 minutes. Boire 3 tasses par jour.

Persil :
Infusion
Faire bouillir 20 à 25 grammes de persil frais dans 1 /2 litre d'eau bouillante. Laisser infuser 5 à 10 minutes.
Boire tout au long de la journée.

A noter :
Le persil provoque ou régularise le flux menstruel et calme les spasmes douloureux.

Règles douloureuses

On emploie cependant ce terme pour désigner les règles douloureuses (**algoménorrhée**). Ces douleurs précèdent ou accompagnent les règles. Elles peuvent être également accompagnées de diarrhées, de vomissements, de vertiges et de maux de tête. Il y a plusieurs types de règles douloureuses : celles qui surviennent lors des premières règles, celles qui surviennent après plusieurs années de règles sans douleur ; les douleurs sans cause organique, et celles qui ont de telles causes.

<u>Mélisse</u> :
<u>Infusion</u>
Faire infuser 5 grammes dans une tasse d'eau bouillante, 10 minutes.
Boire 2 à 3 tasses par jour.

<u>Millefeuille</u> :
<u>Infusion</u>
Faire infuser 1 à 2 cuillères à café de plantes dans une grande tasse d'eau bouillante, 10 minutes.
Boire 3 tasses par jour, entre les repas.

<u>Persil</u> :
<u>Infusion</u>
Faire bouillir 20 à 25 grammes de persil frais dans 1 /2 litre d'eau bouillante. Laisser infuser 5 à 10 minutes.
Boire tout au long de la journée.

A noter :
Le persil provoque ou régularise le flux menstruel et calme les spasmes
douloureux.

Bobos quotidiens
Allergie cutanée

Ces réactions de notre système immunitaire à des éléments extérieurs font partie de notre quotidien. De la maison (acariens) à notre assiette, elles rendent la vie très désagréable.
Face aux lourds traitements à la cortisone, les huiles essentielles proposent une alternative sans danger.
N'hésitez pas à demander conseil à votre médecin.

Prêle :
Décoction
Faire bouillir une poignée de plantes dans 1 litre d'eau bouillante, 2 minutes.
Laisser infuser 10 minutes et boire à volonté.

Aphtes

Un aphte est un ulcère superficiel douloureux de la muqueuse buccale ou d'un autre organe.
Au niveau de la muqueuse buccale il se forme la plupart du temps sur l'intérieur des lèvres et des joues, la langue, le palais, les gencives ou la gorge.

Basilic :
Interne
Mâcher des feuilles crues.

Décoction
Faire bouillir 100 grammes pour un litre d'eau et laisser infuser 10 minutes.
A utiliser en gargarisme.

Sarriette :
Infusion
Faire infuser 50 grammes de sarriette séchées dans un litre d'eau bouillante, 10 minutes.
(Pour une personne, compter 1 cuillère à soupe/tasse.)
Cette infusion peut être utilisée en bains de bouche pour traiter les aphtes, les plaies, les maux de gorge.
Prendre 3 tasses par jour.

Sauge :
Décoction
Faire bouillir 20 grammes pour 1 litre d'eau et laisser infuser 10 minutes.
A utiliser en bain de bouche.

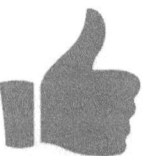

Badigeonnez vos aphtes avec du citron ou du vinaigre blanc. Efficacité prouvée !

Désinfectant plaie

Une plaie est une rupture de la barrière cutanée. Outre la lésion d'organes sous-jacents qui peut se produire lors de l'accident, la plaie peut entraîner la pénétration d'agents infectieux dans l'organisme.

Millepertuis :
Externe
Huile de Millepertuis utilisée pour les brûlures, plaies, entorses, coup de soleil

Préparation:
Faire macérer 500g de sommités fleuries dans un litre d'huile d'olive en plein soleil pendant deux semaines, en agitant de temps en temps.

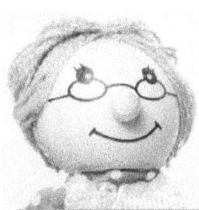

Éplucher un oignon et appliquer sur la plaie la mince pellicule se trouvant entre les deux couches. Recouvrir d'un bandage.
Renouveler matin et soir pendant quelques jours.

Eczéma

L'eczéma se caractérise par des lésions déchiquetées (à contours irréguliers), parfois microvésiculeuses (eczéma aigu) ou sèches. Ces lésions sont caractérisées sur le plan fonctionnel par un prurit (des démangeaisons) intense. À force de grattage, elles peuvent s'infecter.

Lavande :

Externe

Placer une poignée de lavande dans 1/2 litre d'huile d'olive, 2 heures au bain marie bien chaud puis laisser macérer toute la nuit. Filtrer et utiliser en onction sur l'eczéma sec.

Fièvre

La fièvre est un symptôme révélateur par excellence. Elle indique que l'organisme lutte contre la présence d'un agent infectieux. Son rôle est de tuer l'intrus et l'empêcher de proliférer.

Il ne faut pas (sauf complications dues à la fièvre comme les convulsions) la casser brutalement par un traitement à base d'aspirine ou la masquer avec des antibiotiques.

Tilleul :
Infusion
Faire infuser 1 cuillère à soupe de plantes dans une grande tasse d'eau bouillante, 10 minutes.
Boire 3 à 4 tasses par jour.

Verveine :
Infusion
Faire infuser 20 grammes de plantes dans un 1 litre d'eau bouillante, 10 minutes.
Boire 3 tasses par jour.

Mal de gorge

Les maux de gorge correspondent à une douleur pharyngée provoquée par une inflammation située au niveau de la cavité buccale.

Sarriette :
Infusion
Faire infuser 50 grammes de plantes dans 1 litre d'eau bouillante, 10 minutes.
(Pour une personne, compter 1 cuillère à soupe/tasse.)
Cette infusion peut être utilisée en bains de bouche pour traiter les aphtes, les plaies, les maux de gorge.
Prendre 3 tasses par jour.

Thym :
Gargarisme et infusion
Faire infuser une cuillère à café de thym et du jus de citron dans une grande tasse d'eau bouillante, 10 minutes.
Gargarisez-vous ou buvez selon l'envie.

Mal de tête

Une céphalée ou mal de tête est une douleur locale ressentie au niveau de la boîte crânienne ou parfois de la nuque. Ces douleurs peuvent être latérales, souvent unilatérales, ou bien diffuses et généralisées. Elles se manifestent de façon très variée par des sensations d'oppression ou de compression, de martellement, enfoncement, brûlure, picotement, fourmillement ainsi qu'une super-sensilité au bruit et à la lumière.

Marjolaine :
Infusion
Faire infuser 1 cuillère à café dans une grande tasse d'eau bouillante, 10 minutes.
Boire 3 ou 4 tasses par jour après les repas, et 1 tasse le soir.

Tilleul :
Infusion
Faire infuser 1 cuillère à soupe de plantes dans une grande tasse d'eau bouillante, 10 minutes.
Boire 3 à 4 tasses par jour.

Reine des prés :
Infusion
Faire infuser 1 à 2 cuillères à soupe dans 250 ml d'eau, filtrez et buvez.
Consommer jusqu'à 3 tasses par jour.

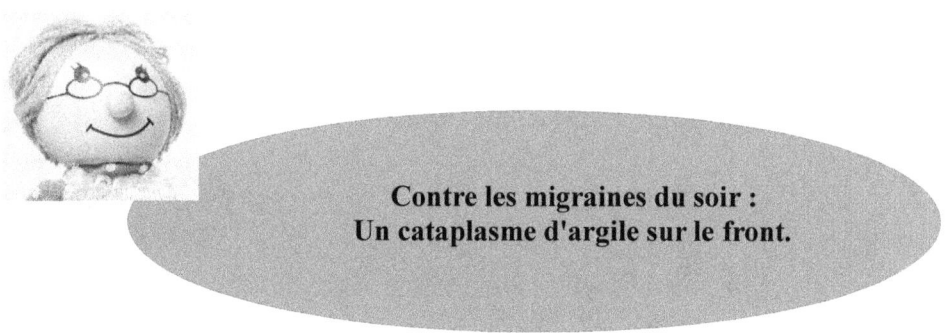

Contre les migraines du soir :
Un cataplasme d'argile sur le front.

Piqûre

La piqûre est une petite lésion cutanée, plus ou moins profonde, provoquée volontairement ou accidentellement par un objet, un instrument pointu ou par un animal.
Moustiques, guêpes, araignées, abeilles, puces… difficile de tous les éviter.
Voici quelques remèdes pour les soulager.

<u>Frotter la piqûre</u> :

<u>Contre les piqûres de moustique</u> : persil

<u>Contre les piqûres d'araignée</u> : bulbe d'ail, ciboulette, poireau.

<u>Contre les piqûres d'abeille et de guêpe</u> : bulbes d'ail, de ciboule, d'oignon ou feuilles froissées : de basilic, d'ortie, d'oseille, de sureau noir.

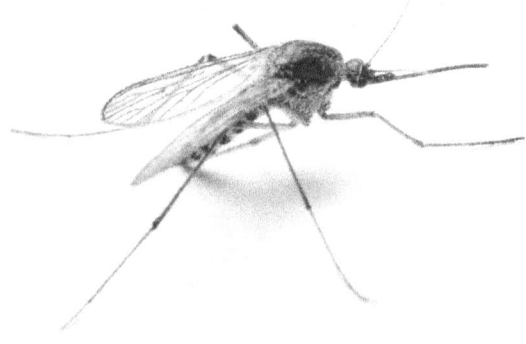

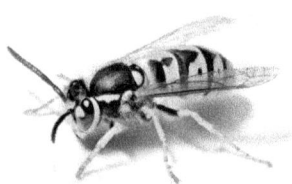

Vertige

Le vertige est un trouble affectant une personne dans le contrôle de sa situation dans l'espace (atteinte de l'appareil de l'équilibre) qui peut survenir en différentes circonstances ou pour différentes causes (traumatisme physique ou pathologies), à tous les âges. Il se définit par une illusion de mouvements (de soi ou de l'environnement). Outre l'impression de désorientation, le sujet peut avoir des difficultés à se tenir debout ou à marcher. La nausée, des troubles ophtalmologiques, des équivalents migraineux et parfois des vomissements peuvent s'y associer.

Mélisse :
Infusion
Faire infuser 20 à 30g grammes de plantes dans 1 litre d'eau bouillante, 10 minutes. Boire 4 à 5 tasses par jour.

Menthe poivrée :
Infusion
Faire infuser 30 grammes de feuilles pour 1 litre d'eau bouillante, 10 minutes.

Verveine :
Infusion
Faire infuser 30 grammes de plantes pour 1 litre d'eau bouillante, 10 minutes. Boire le plus chaud possible.

Lavande :
Infusion
Faire infuser 15 grammes de fleurs pour 1 litre d'eau bouillante, 10 minutes.

Forme et silhouette
Cellulite

La cellulite est un phénomène naturel et physiologique normal.

Cette « peau d'orange », souvent peu esthétique, est due à un mauvais drainage de l'organisme qui n'excrète plus l'eau dans les cellules graisseuses comme il le faudrait. Il en résulte une compression des vaisseaux sanguins et lymphatiques ce qui augmente la taille des cellules graisseuses et, de surcroît l'épaisseur de l'hypoderme.

Bardane :
Décoction
Faire bouillir 5 grammes de plantes dans une grande tasse d'eau bouillante, puis infuser 10 minutes.
Boire 3 tasses par jour.

Millefeuille :
Infusion
Faire infuser 50 grammes de plantes dans 1 litre d'eau bouillante, 10 minutes.
Boire 3 tasses par jour, entre les repas, dont 1 à jeun.

Origan :
Infusion
Faire infuser 10 grammes de plantes dans 1 litre d'eau bouillante, 10 minutes.
Boire 2 tasses par jour.

Pissenlit :
Infusion
Faire infuser 30 grammes de plantes dans 1 litre d'eau bouillante.
Boire froid.

Reine des prés :
Décoction
Faire bouillir 5 grammes de plantes dans une grande tasse d'eau bouillante, puis
infuser 10 minutes.
Boire 3 tasses par jour.

▲ *La reine des prés est déconseillée aux intolérants à l'aspirine.*

Vigne rouge :
Décoction (2 jours à l'avance)
Faire bouillir 50 grammes de plantes dans 1 litre d'eau bouillante , infuser 15 minutes.
Boire 2 à 3 tasses par jour.

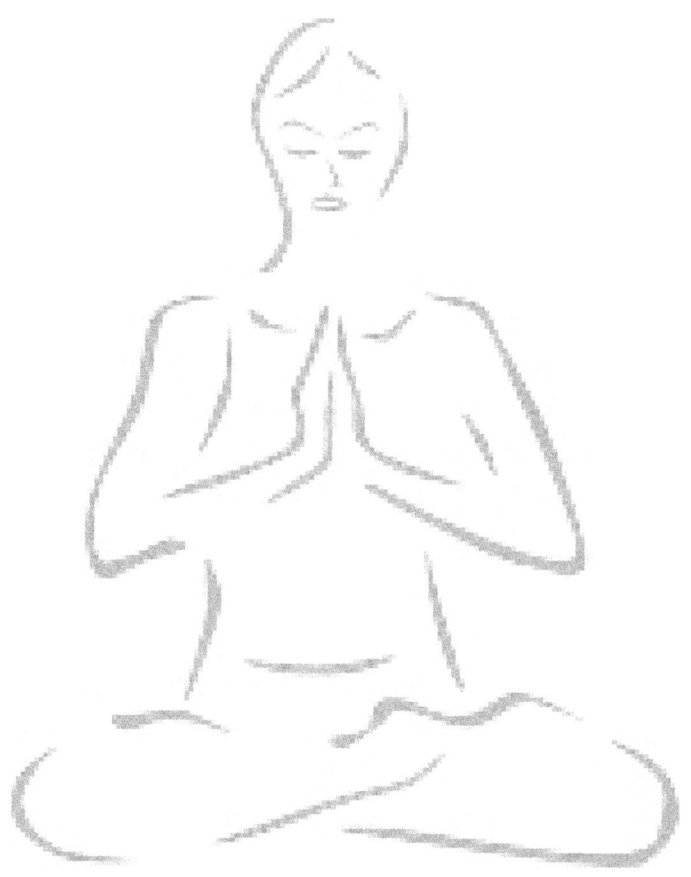

Cholestérol

Le cholestérol est un lipide produit par le foie et que l'on retrouve aussi dans l'alimentation. Il existe ce que l'on appelle le « bon » et le « mauvais » cholestérol. Ce dernier, lorsqu'il est en excès dans les vaisseaux sanguins, est un facteur de risques pour de nombreuses pathologies cardiovasculaires.

Pissenlit :

Infusion
Faire infuser 30 grammes de plantes dans 1 litre d'eau bouillante.
Boire froid après chaque repas.

▲ *Attention*
Ne pas prolonger plus de quinze jours et faire régulièrement des pauses pour reposer le corps.
En tant que pathologie sérieuse, consulter régulièrement votre médecin pour contrôler l'évolution ou le niveau de votre cholestérol.

Diabète

Le diabète en médecine, désigne un syndrome caractérisé par une augmentation de la production d'urine, nécessairement accompagnée d'une soif excessive. Le diabète sucré est le plus fréquent, il est lié à une anomalie de synthèse ou de l'action de l'insuline. Le diabète insipide est plus rare, il est en rapport avec une anomalie de la sécrétion ou de la reconnaissance de l'hormone antidiurétique.

Bardane :
Infusion
Faire infuser 30 grammes de plantes pour 1/2 litre d'eau, 10 minutes.
Boire 2 à 3 tasses par jour.

Ortie :
Infusion
Faire infuser 1 cuillère à café de plantes dans une grande tasse d'eau bouillante, 10 minutes.
Boire avant chaque repas.

Sauge :
Infusion
Faire infuser 1 cuillère à café de plantes dans une grande tasse d'eau bouillante, 10 minutes.
Boire 3 tasses par jour.

⚠ *Attention*
Ne pas prolonger plus de quinze jours et faire régulièrement des pauses pour reposer le corps.
En tant que pathologie sérieuse, consulter régulièrement votre médecin pour contrôler l'évolution ou le niveau de votre cholestérol.

Jambes lourdes

C'est, dans la majorité des cas, l'insuffisance veineuse qui est responsable des jambes lourdes. En effet, en cas d'insuffisance veineuse, les veines sont trop dilatées et elles réabsorbent moins bien l'eau. Le réseau veineux est débordé et le réseau lymphatique compense jusqu'à un certain point : il y a une rétention d'eau et la formation d'un œdème.

Vigne rouge :
Infusion
Faire infuser 30 à 60 grammes de plantes dans 1 litre d'eau bouillante, 10 minutes. Boire 3 tasses par jour.

Décoction (2 jours à l'avance)
Faire bouillir 50 grammes de plantes dans 1 litre d'eau bouillante , infuser 15 minutes. Boire 2 à 3 tasses par jour.

Problèmes rénaux

Problèmes relatifs aux reins.

<u>Prêle</u> :
<u>Décoction</u>
Faire bouillir 30 minutes 50 grammes de plantes dans 1/2 litre d'eau bouillante, infuser 10 minutes.
Boire 3 tasses par jours

<u>Millepertuis</u> :
<u>Décoction</u>
Faire bouillir 20 grammes de plantes dans 1 litre d'eau bouillante, infuser 10 minutes.
Boire en deux fois dans la journée

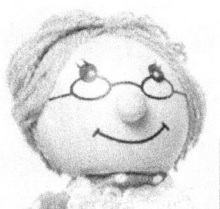

A Privilégier, cuits :
artichaut, asperge, avoine, bourrache, citrouille, fève, haricots (cosses), laurier-sauce (feuilles), maïs (barbes), colza (graines), orge, oseille, poireau

Varices

Les varices sont des dilatations permanentes des veines, le plus souvent sur le membre inférieur. La varice des membres inférieurs est une dilatation des veines sous-cutanées dont le diamètre est supérieur à 3 mm. Les varices sont habituellement sinueuses. Elles sont le siège d'un reflux sanguin. L'hérédité est l'une des causes de l'apparition des varices.

Aubépine :
Infusion
Faire infuser 1 cuillère à soupe de plantes dans une grande tasse d'eau bouillante, 10 minutes.
Boire 3 tasses par jour.

Millefeuille :
Infusion
Faire infuser 1 cuillère à soupe de plantes dans 1/4 de litre d'eau bouillante, 10 minutes.
Boire 3 tasses par jour.

Vigne rouge :
Infusion
Faire infuser 30 à 60 grammes dans 1 litre d'eau bouillante, 10 minutes.
Boire 3 tasses par jour.

Système musculo-osseux

Arthrite

L'arthrite est une inflammation aiguë ou chronique des articulations. Son origine peut être rhumatismale et serait alors le plus souvent déclenchée par le frottement anormal des fibres d'un tendon anormalement sollicité, sur un os ou sur une articulation ou infectieuse.

Marjolaine :
Infusion
Faire infuser 1 cuillère à café de plantes dans une grande tasse d'eau bouillante, 10 minutes.
Boire avant chaque repas.

Ortie :
Infusion
Faire infuser 1 cuillère à café de plantes dans une grande tasse d'eau bouillante, 10 minutes.
Boire avant chaque repas.

Pissenlit :
Décoction
Faire bouillir 1 poignée de plantes pour 1 litre d'eau, infuser 10 minutes.
Boire 1 tasse avant chaque repas.

Reine des prés :
Décoction
Faire bouillir 5 grammes de plantes dans une grande tasse d'eau bouillante, puis infuser 10 minutes.
Boire 3 tasses par jour.

⚠ *La reine des prés est déconseillée aux intolérants à l'aspirine.*

Entorse

Une entorse ou foulure est un traumatisme des ligaments occasionné par une mobilisation excessive d'une articulation. Le ligament est une bande de tissu fibreux très résistante qui unit les os entre eux et joue donc un rôle important dans la stabilité de l'articulation. Lors d'une entorse, il est en général étiré ou distendu, mais il peut être également déchiré (entorse grave ou déchirure), avec des complications liées à des arrachements osseux. Les entorses les plus fréquentes sont répertoriées au niveau de la cheville (entorse du ligament latéral externe de la cheville) et du poignet.

Marjolaine :
Infusion
Faire infuser 1 cuillère à café de plantes dans une grande tasse d'eau bouillante, 10 minutes.
Boire avant chaque repas.

Millepertuis :
Externe
Huile de Millepertuis utilisée pour les brûlures, plaies, entorses, coup de soleil

Préparation:
Faire macérer 500g de sommités fleuries dans un litre d'huile d'olive en plein soleil pendant deux semaines, en agitant de temps en temps

Ortie :
Infusion
Faire infuser 1 cuillère à café de plantes dans une grande tasse d'eau bouillante, 10 minutes.
Boire avant chaque repas.

Pissenlit :
Décoction
Faire bouillir 1 poignée de plantes pour 1 litre d'eau, infuser 10 minutes.
Boire 1 tasse avant chaque repas.

Rhumatismes

Rhumatisme est un terme non-spécifique pour désigner un problème médical affectant les articulations et tissus conjonctifs. L'étude et le traitement de ce genre de troubles sont appelés rhumatologie.

Reine des prés :
Infusion
Faire infuser 50 grammes de plantes dans 1 litre d'eau bouillante, 10 minutes.
Boire 3 à 4 tasses par jour.

▲ *La reine des prés est déconseillée aux intolérants à l'aspirine.*

Prêle :
Infusion
Faire infuser 1 à 2 grammes dans 1 grande tasse d'eau bouillante, 10 minutes.

Marjolaine :
Infusion
Faire infuser 1 cuillère à café de plantes dans une grande tasse d'eau bouillante, 10 minutes.
Boire avant chaque repas.
Ou
Appliquer le mélange en compresses chaudes.

Ortie :
Infusion
Faire infuser 1 cuillère à café de plantes dans une grande tasse d'eau bouillante, 10 minutes.
Boire avant chaque repas.

Pissenlit :
Décoction
Faire bouillir 1 poignée de plantes pour 1 litre d'eau, infuser 10 minutes.
Boire 1 tasse avant chaque repas.

Système respiratoire
Angine

Cette inflammation de la gorge et du pharynx doit toujours être prise au sérieux. Ces recettes sont à suivre dès l'apparition des premières douleurs. Dans la mesure ou une nette amélioration ne survient pas au bout de 24 heures, il est nécessaire de consulter un médecin.

Aubépine :
Gargarisme
Faire infuser 1 cuillère à soupe de plantes dans une grande tasse d'eau bouillante, 10 minutes.

Bardane :
Gargarisme
Faire infuser 30 grammes de plantes pour 1/2 litre d'eau, 10 minutes.

Ortie :
Gargarisme
Faire infuser 1 cuillère à café de plantes dans une grande tasse d'eau bouillante, 10 minutes.

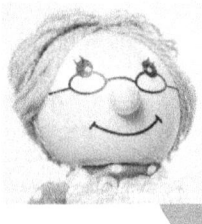

Alternez des gargarismes à l'eau salée (1 cuillère à soupe de sel de mer par verre d'eau tiède), avec des gargarismes de citron (1 jus de citron par verre d'eau tiède) et au miel (1 cuillère par verre d'eau chaude).

Asthme

L'asthme est une maladie du système respiratoire touchant les voies aériennes inférieures et notamment les bronchioles définie comme étant une gêne respiratoire à l'expiration.

Aubépine :
Infusion
Faire infuser 1 cuillère à soupe de plantes dans une grande tasse d'eau bouillante, 10 minutes.
Boire 3 tasses par jour.

Mélisse :
Infusion
Faire infuser 20 à 30 grammes dans 1 litre d'eau, 10 minutes.
Boire 4 à 5 tasses par jour.

Millepertuis :
Infusion
Faire infuser 15 grammes de plantes dans 1/2 litre d'eau bouillante, 10 minutes.
Boire dans la journée, par petites tasses

Bronchite chronique

La bronchite chronique est une inflammation des bronches, qui se définit par une toux productive (avec crachats) tous les matins pendant au moins trois mois de suite dans l'année et au moins deux années consécutives, sans autre cause identifiée.

Millepertuis :
Infusion
Faire infuser 15 grammes de plantes dans 1/2 litre d'eau bouillante, 10 minutes.
Boire dans la journée, par petites tasses

Sarriette :
Infusion
Faire infuser 50 grammes de sarriette séchées dans un litre d'eau bouillante, 10 minutes.
(Pour une personne, compter 1 cuillère à soupe/tasse.)
Prendre 3 tasses par jour.

Sauge officinale :
Infusion
Faire infuser 15 à 30g de feuilles pour 1 litre d'eau, 10 minutes.
Boire 2 à 3 tasses dans la journée.

Otite

L'otite désigne une inflammation de l'oreille moyenne (partie située derrière le tympan) aiguë et douloureuse. Les otites sont très fréquentes chez les enfants.

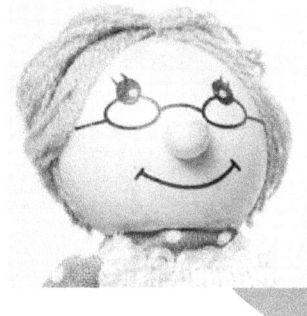

Hacher des oignons puis les passer une minute à la poêle sans corps gras. Mettre dans un linge fin et appliquer sur l'oreille après avoir testé le degré de chaleur. On fait tenir le linge avec un bonnet ou un bandeau.

Rhume

Le rhume est une infection très fréquente du nez – fosses nasales – et de la gorge, causée par un virus. Appelé communément « coryza », il s'agit d'une rhinite à virus. Cette affection se caractérise par une obstruction nasale, puis des écoulements, des éternuements et un léger mal de gorge.

Menthe poivrée :
Infusion
Faire infuser 1 cuillère à café de plantes dans une grande tasse d'eau bouillante, 10 minutes.
Ou
Inhalation avec les même proportions

Marjolaine :
Infusion
Faire infuser 5 à 10 grammes dans 1 litre d'eau.
Prendre une tasse au coucher.
Ajoutez-y une petite cuillère de miel.

Se rincer le nez avec une pincée de sel de cuisine dans un verre d'eau tiède pour stopper l'écoulement.

Système digestif
Ballonnements

Il s'agit d'une accumulation de gaz dans l'estomac pouvant entraîner une pesanteur, une oppression et/ou des éructations. C'est un phénomène nerveux.

Hysope :
Infusion
Faire infuser 10 grammes ou cuillère à café de plantes dans litre d'eau bouillante, minutes.
Boire 2 ou 3 tasses par jour.

Marjolaine :
Infusion
Faire infuser 1 cuillère à café de plantes dans 1 tasse d'eau bouillante, 10 minutes.
Boire 3 tasses par jour.

Mélisse :
Infusion
Infusion
Faire infuser30 grammes de plantes dans 1 litre d'eau bouillante, 10 minutes.
Boire 1 tasse au coucher.

Tilleul :
Infusion
Faire infuser 1 cuillère à soupe de plantes dans 1 tasse d'eau bouillante, 10 minutes.
Boire 4 tasses par jour.

Verveine :
Infusion
Faire infuser 1 cuillère à café de plantes dans 1 tasse d'eau bouillante, 10 minutes.
Boire 3 tasses par jour.

Diarrhées

Ces évacuations fréquentes de selles liquides se manifestent de différentes façons, leurs causes étant nombreuses.
Attention à la déshydratation, qui menace surtout les jeunes enfants et les personnes âgées.

Millepertuis :
Infusion
Faire infuser 15 grammes de plantes dans 1/2 litre d'eau bouillante, 10 minutes.
Boire dans la journée, par petites tasses

Ortie :
Infusion
Faire infuser 1 cuillère à café de plantes dans une grande tasse d'eau bouillante, 10 minutes.
Boire avant chaque repas.

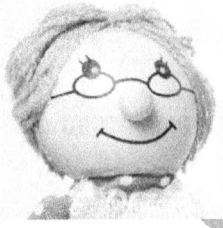

Cure d'argile alimentaire : 3 ou 4 cuillerées à soupe par jour pendant deux semaines. Après, il faut s'arrêter assez longtemps.

Digestion difficile

Malgré tous les traitements, les troubles reviennent sans arrêt et sans que votre médecin ne trouve de cause particulière? Il s'agit peut-être de stress.

Millepertuis :
Infusion
Faire infuser 15 grammes dans 1/2 litre d'eau bouillante, 10 minutes.
Boire dans la journée par petites tasses

Millefeuille :
Infusion
Faire infuser 1 à 2 grammes de plantes dans 150 ml d'eau bouillante, 10 minutes.
Laisser refroidir et prendre 3 fois par jour, entre les repas.

Menthe poivrée :
Infusion
Faire infuser 1 cuillère à café de plantes dans 150 ml d'eau bouillante, 10 minutes.
Prendre de 3 à 4 tasses par jour, entre les repas ou comme digestif.

Mélisse :
Infusion
Faire infuser 20 à 30 grammes dans 1 litre d'eau, 10 minutes.
Boire 4 à 5 tasses par jour.

Douleurs d'estomac/Nausées

Connue sous le nom de gastrite, cette inflammation de l'estomac est caractérisée par des brûlures et une difficulté à digérer. Parfois elle donne lieu à des nausées, des vomissements. Causée par des aliments épicées ou trop riche, elle peut aussi peut-être liée à la prise de médicaments, ou résulte d'un grand stress. Une consultation chez le médecin est conseillée.

Menthe poivrée :
Infuser
Faire infuser 5 grammes de plantes dans une grande tasse d'eau bouillante, 10 minutes.
Buvez, au moment des douleurs, puis après les repas de midi et du soir le plus souvent possible.

Citron :
Mélange
Boire un jus de citron dans de l'eau chaude.
Radical en 5 minutes.

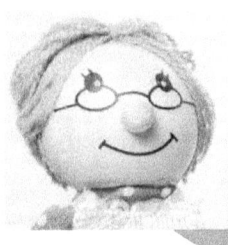

Douleurs d'estomac :
Presser 3 pommes de terre.
Boire le jus qui a une action anti-acide remarquable

Bibliographies et sources

-Passeportsanté.com
-Doctissimo
-ELPM
-Wikipédia
-www.lepetitherboriste.net
-Mes remèdes de grand-mère

www.ingramcontent.com/pod-product-compliance
Lightning Source LLC
Chambersburg PA
CBHW060359190526
45169CB00002B/671